今日から変わる！若返り食生活

美人栄養素で「理想の私」を手に入れる！

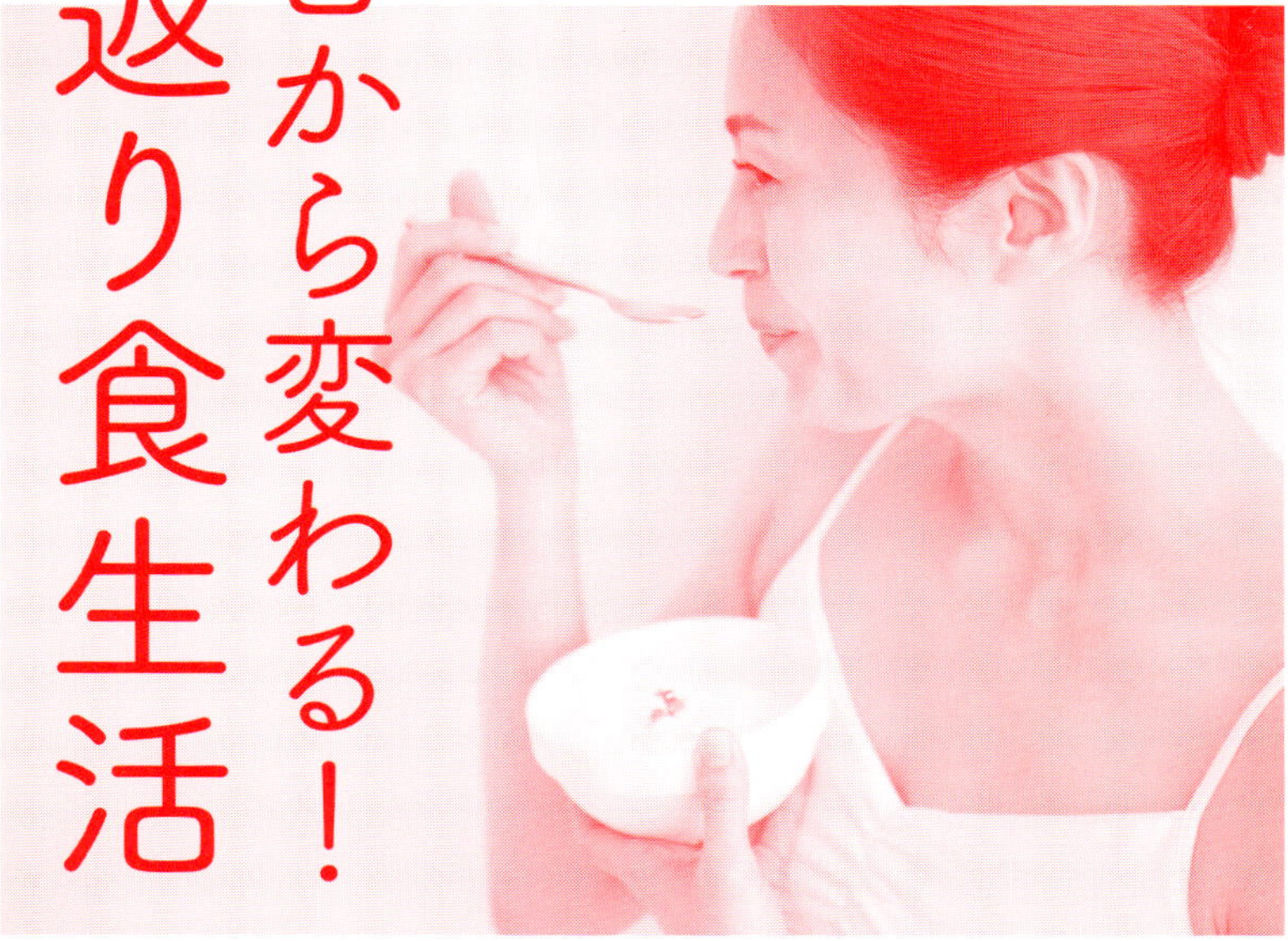

堀 知佐子 Chisako Hori

きずな出版

はじめに 若返りは毎日の食生活からはじまる

「食」は楽しいものです。「人が良くなる」と書いて「食」です。

食は人を幸せにしなければいけないと考えています。

添加物や化学物質は人体にとっておすすめできませんが、ほどほどであればよいと思います。これはダメ、あれはダメでは楽しみが減ります。

時間を有効に使う場合に、中食《なかしょく》を利用することは悪いことではありません。

ストレスがないように食を選択していただければよいと、私は考えています。

現代人はみんな忙しいようです。

ビジネスパーソンはもちろんのこと、専業主婦や学生、未就学児までも習いごとなどで時間に追われているようです。

自己管理できない子どもたちはさておき、時間管理をしなければならない立場の方々がもっとも時間に追われ、ないがしろにしているのは食事ではないでしょうか。

人生80年、1日3食として食事の回数は87600回。たった87600回しか食べないのです。その食事も何を食べたのか意識して摂ったものは少なく、空腹を埋めるものとして選択せざるを得ないことも多いかと察します。

残念なようなありがたいような話ですが、私たちのからだは私たち自身の食べたものからつくられています。当然個人の遺伝的要素もあるので一概には言えませんが、口にした食材や調味料の持つ栄養成分で構成されます。


口に何を入れるかで若返りを図り、からだを変えることはできます。

私は子どものころ、

「大人になったら何になりたい？」

と尋ねられたとき、いつも違う職業を言っていた記憶があります。

あるときは保母さん、またあるときはバレーボールの選手、エディターやメイクアップアーティスト、当時としては珍しかった介護士なども。

しかし、高校3年生のときに進路相談を父にしたところ、

「お母さん（私の母）は栄養士になりたかったのだけどなれなかったから、もしも嫌でなければ栄養士になってあげれば」

と言われ、母にその理由を聞くと、

「家族の健康を守れるから。食事は大事よ」

と話されたことを、今でもよく覚えています。

もともと、料理は好きでしたから栄養士になることに抵抗はなかったのですが、高校3年生夏からの受験対策は大変だったことを覚えています。

無事、希望校に入学。卒業し、食品メーカーに勤めましたが、やはり料理をつくりたくてすぐに転職しました。

いろいろな企業様や諸先輩がたにお世話になり、調理指導のできる管理栄養士を目指して黙々と修業を続け、今の私ができあがりました。

今では食品メーカーさんの商品開発や調理指導、講演、雑誌やテレビの出演とおかげさまで忙しくさせていただいています。

本書では、そんな私が講演やインタビューなどでお話しさせていただいたことをより深く、わかりやすくお伝えしたいと思っています。

日常でできる「アンチエイジング食生活」のメソッドを、難しいことは何ひとつなく書きました。

どうか「私には無理！」などと思わず、気楽にお読みいただければ幸いです。

私にとって、皆さまの今後の食生活が小さな気づきで知らぬ間に変わり、大きな健康につながればこれ以上の嬉しさはありません。

堀　知佐子

目次
contents

第2章 決め手は食選力！

控えるよりも、摂る工夫を考える

第3章 からだまるごと若くなる！

美人栄養素を味方につける

第4章 からだのリズムに合わせよう！

時間で変わる食べ方のルール

第5章

年代別エイジング対策！

老けないからだは自分でつくる

今日から変わる!

若返り食生活

美人栄養素で

「理想の私」を手に入れる!

第1章

美容法より健康法！

からだが変われば、見た目が変わる

美容の前にからだを整える

「アンチエイジング料理スペシャリスト」という肩書きで仕事をしていると、当然セミナーなども承《うけたまわ》り、そのときにたくさんの方からご質問をいただきます。

そんな中で顔色が悪く、明らかに肌トラブルを厚めのファンデーションで隠すように塗っている方から、

「私、肌が汚いんです。それで落ち込んでいたのですが、雑誌に出ていたすっごく肌の汚い方が高額の化粧品を使って、きれいになった例を見たんです。それで『私も』と思って高額の化粧品を使い始めたので、肌力が回復すると思うんですけど……やっぱり効きますよね？」

というご質問をいただきました。

私は、

「う～ん。難しいですね。タイミングがよければ何かしら改善されるかもしれませんが、はっきりと効果があるとはお伝えできません」

と答えました。

そしたらその彼女は、

「何万円も支払ったのだから、効果が出て当たり前。そんな不安になることを言うなんて」

と挙句の果てには怒り出す始末。


いろいろなお考えを持つ方がいらっしゃることには慣れています。

「食べると太るでしょ。サプリメントは太らないし、必要な成分だけ摂れるから効率的。今はカロリーすらなかったことにしてくれるサプリもあるから、便利よね」

などという声も聞きますが、サプリメントも正しく摂らなければ健康を損なうこともあるのです。

＊美しくなる、その前に

美容の意味は「容姿を美しく整えること」。

容姿とはからだつきや顔だちのことを言います。

ですから、まずからだつきや顔だちを普通の状態＝健康な状態にしてからでないと、美しくはなりません。

何ごとにも上中下があるように、不健康が下・健康が中・美しいが上なのです。

肌あれや冷え、貧血など女性にありがちなトラブルを抱えていれば、それは「下」の状態なので、一足飛びに「上」にはならないのです。

まず、健康というしっかりとした「中」の状態をつくることが大切です。

＊美のスタートラインは「健康」

何年か前、講演を頼まれ「美」を追求する方々の集まりの中でお話をしました。

その中で「健康がまず大事」と伝えますと、「健康はダサい」と考える方が多くいらっしゃることがわかりました。

低血圧で朝起きられない女性のはかなそうな姿が美しい、などというマスメディアのご意見から、「美」の価値が変わったのでしょうか。

女性の貧血と低血圧が「美しい女性」という、過去の遺産のような意見をいまだに信じている昔女子だった方がお話ししているのを聞き、世の中間違っているなぁと痛感しました。

健康の先にしか「美」はないのに。

自分の「ストライクゾーン」を見つける

男女関係なく好きな仲間の一人が何か失敗をして、あなたに迷惑をかけたとしても、「もう、しょうがないなぁ」などと許してあげられることがあるかと思います。

しかし、あまり好ましく思えない人が同じことをしたときには、怒りや嫌悪を感じたことはないでしょうか？

＊心地よく過ごせる自分を探そう

食生活でも、同じようなことがあります。大好きな食べ物があまりいい状態でなくても、そこそこおいしく食べられるようなことはありませんか？

私はとうもろこしが大好きで、多少甘さは少ないものでも比較的満足できてしまいます。

この感覚を勝手に私は「ストライクゾーン」と言っています。

「ストライクゾーン」とはものの許される範囲です。

自分のからだや心の状態がストライクゾーンに入っているかを、自分自身で確認するのにわかりやすい目安となります。

*ストライクゾーンは広くなくていい

からだがだるいとか、重たいとか感じたら、
「昨日何したかな?」「何食べたかな?」、
気持ちがすぐれないと感じたら、
「何か心に引っかかることはなかったかな?」
などと振り返ってみましょう。
心身の不調には必ず原因があります。
ときには自分だけがそう思い込んでいた、ということも。それですら「思い込み」とい

う原因があります。

自分のからだは、どんなときにいい状態でいられるか。

どんなことが起きると、すぐれない状態になるのか。

自分のコンディションがいい状態を覚えておくと、それが基準になり、自分のストライクゾーンの範囲がわかります。

からだのストライクゾーンは、あまり広くないほうが健康を過信せずにいられます。

しかし、心のストライクゾーンは広いほうが自分にクヨクヨ、他人にイライラしなくなりますから、大きく育てたいものです。

心の健康を維持するのもあなた次第です。

若返りチェックシート①

自分のストライクゾーンを知ろう！

「調子がいい」と思うとき

・8時間眠れたとき
・
・
・

「調子が悪い」と思うとき

・1日3食食べられなかったとき
・
・
・

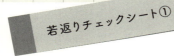

自分に合った数値を見つける

ＢＭＩ（Body Mass Index）は、大人の体格（身長・体重のバランス、「肥満」や「やせ」など）を示す目安になるものです。

計算式は「体重（ｋｇ）÷（身長（ｍ）×身長（ｍ））」。

男女ともに22のときに高血圧、高脂血症、肝障害、耐糖能《たいとうのう》障害等の有病率がもっとも低くなるということから、ＢＭＩ＝22を理想とした指標です。

他にも中性脂肪やコレステロールなど、いろいろな健康体の指標となる数値があります。大幅に数値から外れることはよくないですが、多少数値枠から外れていても特に不調でなければ問題ありません。

最近の記事では、ＢＭＩが23のシニアが最もＰＰＫ（ピンピンコロリ）という結果であったと発表されています。

PPKとは、病気などで長期間寝込まず、寿命を終わらせることです。

BMIが23はちょっと小太りになるのですが、それは実際のデータが事実として報告されていることからもわかります。

*人それぞれ健康の基準は違う

先日、仕事でご一緒させていただいたタレントさんが、番組のダイエット企画でいろいろと試されていらっしゃいました。

もちろん、パーソナルトレーナーやドクターの指導の下でされているということでした。

ダイエットを始める前は175cm106kg、中性脂肪がなんと200近くあるということで、病気でないのが不思議なくらいの数値でした。

しかし、3か月で16kg減量し、中性脂肪が100を切ったとのことでした。

健康指標のBMI22であれば、75kg程度まで減量しなければならないのでしょう。

しかし、そのときにお話しされていたのは、パーソナルドクターより、

「90kgで十分。これ以上はやせないように」

と言われたとのこと。

理由を尋ねると、

「それ以上体重を落とすと、活動指数が落ちてしまいますよ」

と言われたそうです。私も同感で、その人その人で調子のいい体重はあるはずです。

＊大切なのは数字に振り回されないこと

正常範囲に入れることが目的ではなく、調子のいいからだをつくるのが目的です。からだの調子がよければ、世間の数字は関係ないのです。

よくやせ形で糖尿病になってしまった方が、医者から「体重を落としなさい」と一辺倒に指導されることが多いのも、個人を無視しているとしか言えません。

私たちのからだは37兆個の細胞からできていますから、みんな違うのです。

若返りチェックシート②

自分のBMIを出してみよう!

□ ÷ (□ × □) = □

体重（kg） 身長（m） 身長（m） BMI

電卓で簡単に♪

□ ÷ □ ÷ □ = □

体重（kg） 身長（m） 身長（m） BMI

【150cm40kgのAさんの場合】

40÷(1.5×1.5)＝17　BMI＝17

もしかしたらちょっとやせぎみ?

【155cm54kgのBさんの場合】

54÷(1.55×1.55)＝22　BMI＝22

理想の体型!

【160cm65kgのCさんの場合】

65÷(1.6×1.6)＝25　BMI＝25

もしかしたらちょっと太りぎみ?

でも……大切なのは調子がいいときの数字

あなたに合った数値を見つけよう!

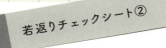

プラスアルファを考える

私はよく仕事をご一緒させていただく方々から、

「堀さん、本当にタフですね」「激務なのに疲れ知らずですよね」「ウルトラ元気ですよね」などと言われることが多々あります。

立場上、あまり弱っているわけにいかないのもありますが、基本的に私は元気です。

丈夫に生んでくれた両親に感謝しなければならないでしょうが、それでも幼いころはからだが弱く、4歳のころ麻疹《ましん》から肺炎になり、死ぬか生きるかの瀬戸際を渡ったことがあったと聞いております。扁桃腺《へんとうせん》肥大もあり、40度近い熱を3か月に一度ほど出していました。

ほかにも12歳くらいまで気管支炎がひどく、発症すると毎日の血管注射で、10日目くらいには泣き出してしまったことも覚えています。

小学校6年生の冬はずっと微熱が続き、1か月学校を休んだ記憶もあります。

*いつまでもタフでいられる秘訣

そんな私がなんでこんなに今タフかと思うと、ほんの少しの課題を自分に与えていたからだと思います。

私はもともと料理が好きで、どうしたら皮を薄く剥《む》けるかとか、無駄なく食べられるか、など考えながら料理をつくっていました。

調理師学校に勤めていたときの日本料理講師が女性で、その先生がつくられる料理の美しさとおいしさの理論に圧倒されました。そのとき、日本料理に必要な技術の高さと精神性に感動し、絶対に日本料理を学び、技術を習得したいと思いました。

そして、何のつてもないまま日本料理の本場である京都に行ってしまったのです。

管理栄養士という資格に調理技術が伴えば、より専門性の高い仕事ができると思ったからです。

今の私があるのは、そのときの先生のおかげなのです。

そんな私が日本料理の勉強をさせていただいていた冬に、厳寒《げんかん》の場所で同じ作業が4～5時間続いたことがありました。

泣きたいくらいに辛かったのですが、そのときに「このくらいが越えられないと、もっと厳しいことに耐えられない。この大変さを乗り越えられたことを自信にしよう」と思ったことを覚えています。

＊ほんの少しの頑張りを積み重ねる

人間生きていればさまざまな壁にぶち当たります。

ほんのちょっとのことでも耐えられないときがあります。

私がいつも嫌だな、と思ったときに考えるのは、「こんなことが越えられなければもっと嫌で困難なことがあったらどうするの？　つぶれちゃうの？」ということです。

辛いことは人それぞれあります。

でも、小さい嫌なことを越えてきたから、今の自分があるのです。

自分にどんな力があるかなんてみんな違います。価値観はみんな違っていいのです。

だから、個性が輝くのです。

そのそれぞれの個性を輝かせるために、より素敵な自分になるために、いつものハードルにプラスアルファをしてください。それを乗り越えることで強い自信が持て、もう少し高いハードルをも跳べるようになれます。

ここでいうプラスアルファは、課題のハードルを上げて、それを越える強さを持つことです。越えられる自分を育てていく考え方です。

気持ちよく課題を越えられることで、健康的な心身をつくっていけるのです。

いい健康状態を意識してつくる

前述したように、あなたと他の人ではからだを構成する37兆個の細胞が違います。
誰かの健康法がマッチしたとしても、それがあなたに合うかはわかりません。
あなたは他の誰でもない、あなた自身ということをまず理解してください。
実はこの考えができるまでに一苦労されている方が多いのです。
特に日本人は人と違うことを不安に思う傾向があるようです。

＊ホルモンでからだが変わる

考え方は人それぞれですが、考え方も健康に大きく関わっています。
人間はいろいろなホルモンを脳から分泌し、健康を維持しています。

ここで、私たちの考え方に大きな影響を与えている2つのホルモンを紹介します。

① ノルアドレナリン

緊張したり、怒ったり、強いストレスを感じたときに出てくるホルモンです。病気の発症を促進し、老化を進めるといわれています。

② β《ベータ》ーエンドルフィン

リラックスしているときやおいしいものを食べたとき、楽しい気分のときに出てくるホルモンです。脳細胞を活性化させ、からだの免疫システムを高めるとされています。細菌やウイルスなどに対する抵抗力もつくといわれています。

＊自分の免疫力システムをあげる

免疫力に大きく関わる白血球の数を、「性格と免疫力」の視点からテストを行った結果、自分の殻《から》に閉じこもりがちで消極的な人と積極的で好奇心旺盛な人とでは、まったくその数が違っていて、積極的な人のほうが免疫力システムは高いとわかりました。

仕事や勉強などに懸命に取り組んでいるときには、ドーパミンというやる気ホルモンが出てきます。

一生懸命に取り組んでいるときはいいのですが、それが終わったあと、どっと疲れが出ることがあります。これはドーパミンが分泌されすぎてエネルギーが大量消費されたからであり、ときにはかえって健康に逆効果になってしまいます。

β－エンドルフィンは、ドーパミンの働きを何十倍にも高めるといわれていて、少量のドーパミンでもエネルギーを消耗せずに。意欲的に作業に臨めるのです。

明るい気持ちで前向きに生活することでモチベーションが上がり、病気を防げたりします。逆に何ごとも後ろ向きに捉えたり、不平や不満を口にしていると、病気を呼び込んで、からだを壊したりしかねません。

「病気」は「病は気から」と書きます。

すべての病気がそうではないですが、心の持ちようで自分の健康も変わるのではないでしょうか。

第2章

決め手は食選力！

控えるよりも、摂る工夫を考える

自分の食生活に関心をもつ

私は講演でいつも、「今日、朝ごはんに何を食べましたか?」と聞きます。

最初はなかなかリアクションをいただけないので、気持ちをほぐしながら何回か質問をします。「朝はパンという方? ごはんという方?」などと繰り返し、手をあげてリアクションを促します。

そうすると、朝はパンとコーヒーだけという方や、ごはんと味噌汁と納豆という方、時間がないから食べない方など、いろいろなお話をうかがえます。

*今日、何を口にしたかを意識してみる

私のセミナーに来られる方は、少なからず食や健康に関心がある方が多いのですが、お

友だちに連れて来られた方もいらっしゃるので、たくさんのお答えをいただけます。70代の方で朝からとんかつを食べている健啖家《けんたんか》のお話をいただいたこともあり、元気なシニアに驚くことも少なくはありません。

食事を自由に選択できる環境にある方は比較的少ないものです。

自分の食べたものを意識するだけで、健康に近づけることも少なくありません。

＊1日の食生活を記録する

私は朝お腹がすいていると嬉しいので、夜多く食事はとりません。

仕事の関係で夕食が遅いこともあり、野菜中心で肉はほとんど食べません。たんぱく質はカツオやマグロなどのお刺身を少々、または豆腐か納豆のいずれかを摂ります。

アルコールなども飲みますので、カロリー的には十分です。

朝は必ず果物と具だくさんの味噌汁。

この味噌汁には鮭の腹骨やかまの部分、皮つきの野菜が入ります。これを大ぶりの汁椀に入れて、七味唐辛子か粉山椒《こなさんしょう》を振って食べます。

それとドリップで落としたコーヒーを2杯。これは毎日。

ときどき、麦のたっぷり入ったごはんを少々。

毎朝5時に起きて、子どものお弁当をつくりながら朝ごはんをつくります。

7時前には子どもが出かけるので、朝ごはんは大体6時ごろにとります。

私は毎日仕事が違うので、子どもと一緒に出かける場合もあれば、そのまま自宅で出かける時間まで仕事をする場合もあります。

終日自宅で仕事をすることはまずないので、午前10時までにはどこかへ出かけます。

料理をつくる仕事の場合は試作の品見、そうでない場合でも新商品の味見などと、いろいろなものを食べなければならないことも多いので、ランチをきちんととることはまずありません。品見などがなくお腹がすいたときは、無糖のヨーグルトにブラン（小麦ふすま）のシリアルを入れて食べます。


このように、自分がどのタイミングに何を食べているかを知るととても面白く、それを理解するだけでも若返りへの第一歩になります。

若返りチェックシート③

今日何を食べたか記録してみよう!

	食べた時間	食べたもの・食べた量
朝		
昼		
夜		
間食		

1日を振り返って……
あなたの食事はバランスがとれていましたか?

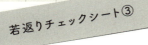

流行の食材に惑わされない

今はいろいろなＳＮＳが発達しているので、たくさんの情報が溢れています。

先日もある番組で、あるドクターがこんなことを話していました。

「豚肉は牛肉より鉄分が多いので、貧血気味の方は牛肉より豚肉を食べましょう」

いつからそうなったのか、また正肉同部位で牛肉より鉄分が多い豚肉があるなら教えてほしいくらいです。

さらには、「乳製品は豆乳で摂りましょう」というキャッチコピーが女性週刊誌の表紙を飾っていました。そもそも乳製品とは動物の乳（とくに牛乳）を加工したものを指すので、大豆からできている豆乳は乳製品ではありません。なんともお粗末なものです。

そのうち、「最高の乳製品はココナッツミルクです」なんていう発言も出てくるのではないかと不安になります。「乳」という言葉が「ミルク」ということに変換され、ソイミルクやココナッツミルクも同じ乳製品として扱われてしまうのではないでしょうか。

また、ブームになったからだにいいとされる根拠も、必ずしも真実とは限りません。テレビのやらせなどの場合も少なくないようです。

＊食についての情報を見きわめる

「じゃあ、何を信じて食べればいいの？」と思われる方も多いと思います。

たとえば、何十年も前からある「牛乳は人間の飲み物ではなく牛の子どもの飲み物だ」とされる意見も、本当に人間の飲み物でないのであればスーパーマーケットの棚からなくなっているはずです。また、飲み続けていれば牛乳由来の病気がもっと増えるでしょう。牛乳由来の病気が増えず、牛乳の需要が落ちないから、スーパーやコンビニにあれほどの種類がおかれているのではないのでしょうか。

しかしながら、アレルギーの方や乳糖《にゅうとう》不《ふ》耐症《たいしょう》の方などは摂取できないという現実もあります。アレルギーの原因となるアレルゲンの種類が増えてきているのも事実です。

アレルギーは死に至る場合も少なくないので、非常に注意しなければなりません。

ですから、前述のような「ミルク」の表現では困るのです。

＊豆乳と牛乳、美肌になれるのはどっち？

あるセミナーをしたとき、参加者の方からこんな質問がありました。

「豆乳と牛乳、どっちを飲んだらいいですか？」

それに対して、私はこうお答えしました。

「豆乳と牛乳はまったく成分も由来も違いますので比較できません。それぞれ必要です」

参加者の方は、更にこう続けました。

「豆乳のほうがきれいになれるって雑誌に書いてありましたが……」


雑誌などは、販売促進のためにアイキャッチを大事にします。

よく読まずに購入してもらうためのポイントを知り尽くしています。

たぶんそのアイキャッチを得るための言葉は、「豆乳は女性ホルモンを増やし、美肌をつくる！」といった類《たぐい》のことと、たやすく想像できます。

そこにも落とし穴が。

豆乳を飲んだだけでは女性ホルモンが増えるとは限らず、美肌になる確証はないのです。

からだの状態が整っていれば、牛乳に含まれるカルシウムや脂質の代謝に効果があるビタミンＢ２が働き、美肌づくりに役立つ場合もあるのです。

栄養学的に間違っている情報ですら、今の世の中、普通に唱えられています。

それが正しいかどうか判断し、自分のからだと相談してみることが大切です。

「パートナーフーズ」を見つける

またまた聞き慣れない言葉で恐縮ですが、「パートナーフーズ」は私がつくったオリジナルワードです。「これを食べると翌日調子がよくなる」といった食材のことです。

長年食べ物を栄養学や食品学、調理学的視点から見続けていると、どうしても食べる前の情報に左右され、実際にどうからだに貢献しているかわかりにくいことに気づきました。きのこは食物繊維が豊富で免疫力を上げると知っていて食べたとしても、風邪をひきにくくなったかどうかはすぐにわかりません。持久力を高める効果のある鶏むね肉をいっぱい食べても、スタミナが増えたかはわかりません。

私たちの細胞はみんな違うので、パートナーフーズも人それぞれです。

以前、私のセミナーに来られた方の中には、「毎日最低1食は牛肉を食べないと力が出ない」「朝、抹茶を飲まないと1日調子が悪い」という方もいらっしゃいました。

＊あなたを元気にする食べ物は？

私が考えるパートナーフーズは、それを食べるとうまく排泄につながる食べ物です。腸内環境の良し悪しが免疫力を決めていく中で、排泄という行為はたいへん重要です。食べたものがうまく吸収されるかどうかも、腸内環境に左右されるからです。

腸内環境は腸内細菌によって変わりますが、最大のごちそうは野菜に含まれる食物繊維です。悪玉菌も大好物なのですが、食物繊維を餌にしていると異常繁殖することもなく、毒性物質を放散することもないとわかっています。

しかも、私たちのからだに不可欠なビタミン類を合成し、腸を守ります。

私の場合、無糖ヨーグルトに全粒《ぜんりゅう》穀物を入れて食べると、翌朝2杯のコーヒーを飲んだのち、必ず朝のお知らせが来ます（排泄をもよおします）。排泄がすっきりと気持ちいいと、すがすがしく1日を始めることができます。

これを食べると調子がよくなるという食材があると、自己管理もしやすいでしょう。

＊老化を促進する間違った食事制限

「早寝早起き朝ごはん」という言葉があるように、1日の食事のうちで朝ごはんはたいへん重要な役割をしています。

日本人は慢性疲労を抱えた方が多く、「朝ごはんを食べる暇があったら寝ていたい」という意見もよく聞きます。20代の女性に特に多く、3人に1人は朝食を食べていないようです。よく「朝は食欲がない」という意見も聞きますが、それは夜ごはんが遅かったり、夜ごはんのあとに何か食べているからです。

では、なぜ朝ごはんが大事かというと、朝ごはんは脳とからだを目覚めさせるスイッチだからです。このスイッチが入るだけで活動指数や集中力、記憶力、注意力、運動能力まで高めます。

また、朝ごはんを欠食すると空腹時間が長くなり、ランチのドカ食いにつながる確率が高まります。そうすると、からだは飢餓《きが》状態から抜け出すためにより多くのエネルギーをため込もうとするため、肥満につながるのです。

食べすぎが老化を早めるということは、よく言われています。

＊1975年の和食が見直されている理由

2015年の成人が摂っている一日の総エネルギー量は1800kcal強で、1975年の2200kcalと比べると非常に少ないエネルギーになっています。

しかし、1975年の和食がもっとも健康的な食事として見直されています。

その理由は、物質が豊富になった1975年は、おかずの量が増えていろいろな食材を少しずつ食べていたからです。

味噌や醤油、ぬか漬けなどの発酵食品を多食したことで腸内環境が整い、免疫力や代謝が高まり健康につながったとされています。

野菜の量は現在のほうが多く摂っているのですが、種類については1975年のほうが豊富で、おひたしや煮物で多種類の野菜を摂っています。

たんぱく質の摂取も肉より生魚で摂る量が多く、血中中性脂肪を抑え、脂肪の蓄積を防いでいました。

現在のように主食を抜いて肉食ばかりすると血管中の脂肪が増え、老化につながります。糖質制限のように炭水化物を摂らず、脂肪やたんぱく質は食べ放題という食事は、一時的に血糖値を下げることはできますが、老化を防ぐという観点からは逆効果です。

また、最近では若い女性の食事制限から栄養を考えない低カロリーのダイエットが流行っています。しかし、それではからだがその摂取エネルギーに慣れてしまい、どんどんカロリーを落とさないと、減量できないという負のスパイラルにつながります。

１８００ｋｃａｌの食事でも、現在のほうが生活習慣病や肥満が多いのは、食事の中身に問題があるからです。

若返りレシピ①

1975年の夕食を再現!

イカと里芋の煮物

◉材料（2人前）

イカ　1杯
里芋　小4個
だし汁　200cc
醤油　小さじ4
みりん　小さじ4
柚子少々
または七味唐辛子

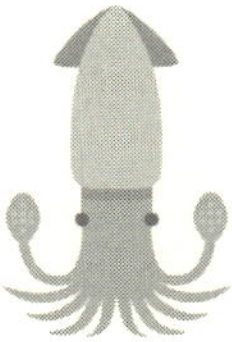

◉手順

①イカは胴と足、内臓を分分けて食べやすい大きさに切る
②里芋はよく洗い、皮つきのまま水から茹でる
③柔らかくなったら火を止め、皮を剥いて食べやすい大きさに切る
④鍋にイカ、里芋、だし汁、醤油、みりんを入れて火にかけ、水分がほぼなくなるまで煮る
⑤器に盛りつけ、千切りにした柚子、または七味唐辛子を振る

「食選力」を身につける

私はよく講演で「食選力を身につけてください」と言います。

あまり聞き慣れない言葉かもしれませんが、書いて字のごとく、「食を選ぶ力」です。

＊野菜や果物、加工品を買うときの基準

たとえば、スーパーに行ってバナナを買うとしましょう。

すぐにおいしく甘く食べたいのであればシュガースポット（黒い点々）のあるものを選ぶべきですし、とりあえず何かのときに食べようと思うのであれば皮のきれいなものを買いましょう。

ブロッコリーは花蕾《からい》が小さくしまったものを、ゴボウは太すぎずひげ根が細いものが風味

はいいのです。トマトはなるべく赤く色の濃いもの、パプリカであればオレンジ色がもっとも栄養価が高いとされています。

鮮魚であれば目が透明で濁《にご》りのないもの、肉質がピンとしているもの。赤身のものであれば褐色化していないものなどを選びましょう。

精肉であればドリップ（赤い汁）が出ていないもの、色が変わっていないもの。ブロックであれば角が立っているものは鮮度がいいとされています。特に肉はカットされればされるほど旨《うま》みが逃げ、鮮度劣化も進みます。

その点から見ても、外食のときにハンバーグかステーキで悩んだら、ステーキを選ぶほうが食選力は高いと言えるでしょう（あくまでも嗜好《しこう》や経済面は考慮しておりません）。

日配品や加工品でも同じで、表示シールに書かれているたくさんのカタカナや分子記号は、保存性を高くするために使用されています。食品工業の進化がおいしい加工品をつくる一方で、添加物をたくさん使用したものも出てきています。

簡便性の高い加工品は忙しいときに上手に使うのはよいですが、細胞分裂の激しい子どもにたくさん添加物の入っているものを毎日与えるのは考えものです。

＊自分のからだに必要な食事を選ぶ

食材だけでなくどんな料理を口にするか、選ぶときにも食選力はかかわってきます。現在は食の欧米化が進み、摂取量は40～50年前と比べ牛肉は約30倍、卵は数十倍、牛乳は20倍と、たいへん贅沢になっています。子どもの生活習慣病が増えているのも、このような食生活からと言われています。

朝、バターを塗った食パンのトーストに、インスタントの野菜カップスープ、ベーコンエッグに香料の入ったフルーツヨーグルト。

一見バランスがとれているようですが、明らかに塩分と糖質、脂肪の摂りすぎで、人体にとって必要な各種ビタミンやミネラル、食物繊維が不足しています。

精製度の高い食パンに高カロリーな動物性脂肪を塗り、からだによさそうですが添加物や香料いっぱいの野菜スープやフルーツヨーグルト。またまた添加物の塊《かたまり》のようなベーコンをサラダ油で焼いたベーコンエッグは、脂質の摂りすぎです。

全粒粉やライ麦のパンをトーストせずに食べれば、その塩味や粉の旨みで何もつけずにおいしく食べられます。大豆や金時豆などのスープを和だしでつくれば、食物繊維もミネラルも摂れます。そのスープに落とし卵を入れればボリュームも十分です。

そこに無糖のヨーグルトを合わせるだけで、腸内環境を整えるメニューになります。

洋食でも十分に食物繊維やビタミン、ミネラル、発酵食品を摂取できる献立はたくさんあります。

ちょっとした意識で食選力は身につきます。

調理法に一工夫

普段なにげなく食べている食事が健康度合いを変える話をしてきましたが、この項は調理法によっても老けたり、若返ることができたりするというお話です。

まず、ＧＩ値という言葉をご存じでしょうか？

食事をすると、摂取した糖分は体内で「糖」になり血液中を流れます。

つまり、食事に含まれる糖分により、血糖値が上昇するのです。

糖分は私たちのからだを動かすエネルギーとなりますが、血管内に血糖が増えると、「インシュリン」というホルモンが血糖値を下げようとします。インシュリンは脂肪細胞の分解を抑制する働きがあるので、分泌されすぎると肥満の原因ともなってしまいます。

インシュリンの分泌を抑えるためには、血糖値の上昇をゆるやかにする食事が必要となります。そこで目安となるのが「ＧＩ値」です。

ＧＩ値とは、Glycemic Index（グリセミック・インデックス）の略で、その食品が体内で糖に変わり、血糖値が上昇するスピードを計ったものです。純粋なブドウ糖を摂取したときの血糖値上昇率を１００として、相対的に表されています。

このＧＩ値が低ければ低いほど血糖値の上昇が遅くなり、インシュリンの分泌も抑えられます。そのため、ＧＩ値が低い食べ物ほどゆっくりと吸収されるため腹持ちがよく、ダイエットにもぴったりの食材ということになります。

＊若返りの敵「ＡＧＥ」

もちろんＧＩ値の低い食材を先に食べ、それから徐々にＧＩ値の高い食べ物を食べればよいとされてきたのですが、最近では別の物質が老化を進めるということがわかりました。

それが「ＡＧＥ」です。

ＡＧＥとはAdvanced Glycation End-Products（アドバンスド・グリケーション・エンド

プロダクツ）の略で、日本語では「終末糖化産物」と言われています。これが老化を招く元凶ともいわれています。

ではなぜ、このような悪の元凶がつくられていくのかをお話ししましょう。

今までアンチエイジングというと、真っ先に抗酸化という言葉が出てきました。

酸化とは、体内の細胞が活性酸素で傷つけられることによって細胞膜がドミノ倒しのように壊され、老化が進むとされてきました。

一方で、酸化だけでは生活習慣病による老化のメカニズムを十分に説明できないこともわかり、そこを充足する要素が「糖化」というものでした。

糖化とは、たんぱく質と糖が一緒に加熱されることでたんぱく質の変性が起こる現象で、「糖化反応」と言われます。変性したたんぱく質は高濃度の糖があるとさらに劣化し、ＡＧＥという強い毒性を持った物質に変化してしまうのです。

高濃度の糖がある場合とは血糖値の高い状態です。その状態が長く続けば続くほど、ＡＧＥはつくられます。

血糖値が正常な人でもＡＧＥを大量に含む食べ物を長年食べ続ければ、加齢とともに

ＡＧＥが蓄積し、老化が進むことになることがわかりました。

なぜＡＧＥが蓄積してしまうのかというと、なんとＡＧＥは体内でつくられるのです。私たちのからだを構成する細胞のほとんどは、たんぱく質でつくられています。そこに血液が栄養素を運び、生命活動をしています。その血液に糖分がいっぱい入っていると、37度の体温で糖化反応が起こり、ＡＧＥがつくられます。

他にもＡＧＥのたっぷり入った食べ物を食べると、その7％ほどが体内に蓄積されるとされています（ＡＧＥs測定協会）。

＊コラーゲンにも大ダメージ

「ＡＧＥ」の害を受けやすいたんぱく質の一つに、「コラーゲン線維」があります。

女性の大好きなあのコラーゲンです。

コラーゲンというと顔のたるみと大きく関係しているように思っている方が多いのですが、コラーゲン線維は体内にあるたんぱく質の約30％を占め、弾力性や柔軟性など機能性を保つ重要な役割を担っています。

また、血管もコラーゲン線維からできています。血管が老いるとからだも老いますが、血管の内側にある内皮細胞がAGEと結合して、血管の内側が硬くなり、動脈硬化につながるのです。

実は骨もその乾燥重量の半分がコラーゲン線維なので、AGEができると骨の強度が低下しボロボロになり、骨代謝にも悪い影響を及ぼすのです。

＊こんがり焼き色を避けよう

パンケーキ、トースト、焼きおにぎり、お好み焼き、たこ焼き……。

香《こう》ばしくておいしい食べ物はとても魅力的ですが、この香ばしさが「AGE」なのです。他にもパスタやコーンフレーク、パンケーキ、ワッフルは多くのAGEを含んでいます。

そこで、AGEを増やさないために重要になってくるのが調理法です。

糖化はからだが焦げることなので、より加熱のダメージが少ない調理法がよいとされています。焼き色、焦げ色がつけばつくほど、糖化が進むということです。

おすすめの調理法は「生→蒸す→煮る→炒める→焼く→揚げる」の順番になります。

加熱であれば水を媒体《ばいたい》としたものがよく、煮るより蒸すほうがいいのは水溶性ビタミンの流出を防ぐ目的があるからです。

ＡＧＥは少しずつ体内で産生されますが、食べ物に含まれるＡＧＥは全体の７％ほどが分解されないでそのまま体内に蓄積されるとされています（ＡＧＥs測定協会）。

ファストフードやスナック菓子、焼き菓子などの簡便性が高くて安価でおいしいものばかり日常的に食べていると、からだの中でコゲが発生し、老化につながるのです。

コンビニフードだって活用できる

今までのお話ですとかなりストイックで、食べるものを見つけるのが大変なように思われた方もいらっしゃるかもしれません。

ここで、ちょっと楽になるお話をします。

農林水産省の調査によると、平成27年度の日本の食料自給率は39％で、50年後は19％ともいわれています。

先進国と比べると、アメリカ１２７％、フランス１２９％、ドイツ92％、イギリス72％となっており、日本の食料自給率は先進国の中で最低の水準となっています。

そんな日本において、安心安全が大事なのはもちろんですが、あまり神経質になるのも健康という意味合いから外れてしまいます。

「リンゴは皮にリンゴポリフェノールを含むので皮ごと食べましょう」とセミナーなどで言うと、必ず「農薬は大丈夫ですか?」とおっしゃる方がいらっしゃいます。

「魚を食べましょう」と言えば「水銀は大丈夫ですか?」など、いろいろご心配の種が尽きない方もいらっしゃいます。

少し前に、稲作から牛の飼育まで自分でしないと安全は守れない、というようなコマーシャルが流れていました。そこまで時間とお金を費やせる方ばかりであればそれでもいいかとは思いますが、なかなかそんな方はいらっしゃらないと思います。

*簡単で便利なコンビニごはん

今はスーパーマーケットより圧倒的に多いのが、コンビニエンスストアです。

社会的インフラになっていて、忙しい現代人には非常に重宝されており品ぞろえも豊富、個食対応もできており簡便性が高いのが特長です。

お年寄りにとっては地域のコミュニティーになっている部分もあり、商品を販売するだけでない役割もあるようです。

陳列されている商品においては、個食単位で冷凍・冷蔵・常温と幅広く、食べるタイミングに合わせて購入することができるのも、人気の理由のようです。

添加物の塊のようだと言われているコンビニフードですが、使い方によってはうまく健康的に活用できます。もともとの加工品はどこで購入してもほぼ同じです。うどんなどの出来合いのものも、原料は一緒です。

冷凍食品に関しても他のものと比べて遜色《そんしょく》ないばかりか、前述したように個食対応のものが多いので1回の喫食《きっしょく》で食べきれます。そのため、いつまでも冷凍庫で幅を利かせることはありません。

＊組み合わせ次第で大活躍！

多忙な現代人は時間を優先しなければならないときも多い中、

「コンビニ商品はからだに悪いから……」「自炊したほうが安く済むから……」

と変に毛嫌いするのではなく、有効に時間をつくるために、簡便な商品をうまく使うのも賢い生活術と私は考えます。

たとえば、一緒にキャベツや海藻のようなデトックスを促す食材を合わせてとり、主食だけは家で炊いて、冷凍しておいた雑穀ごはんを合わせるなどして食べましょう。

もちろん、コンビニ弁当だって食べていいのです。毎日毎日でなければ問題ありません。うまくデトックス素材と合わせて簡便に済まし、ストレスをためないことのほうが健康につながる場合もあるのです。

「セカンドミール効果」をねらう

セカンドミール効果とは「1食の食後のみではなく、次の食事を摂ったときの血糖値にも影響を及ぼす」ということ。つまり、最初の食事（ファーストミール）が次の食事（セカンドミール）の血糖値に影響している、ということです。

＊血糖値を抑える食材

私たちのからだは、糖質をとると血糖値が上がります。

「調理法に一工夫」の項で書いた低ＧＩ値の食事をすることで、その食後の血糖値の上昇を抑えられるだけではなく、次の食事の際にも血糖値を抑えられます。

これが「セカンドミール効果」です。

また、食後の高血糖はインシュリン分泌を乱すだけでなく、動脈硬化を促進させ、脳卒中や心筋梗塞《しんきんこうそく》などの重大な疾患のリスクを高めてしまいます。

そのため、糖尿病治療の基本である食事療法におけるセカンドミール効果は、注目を集めているのです。糖尿病治療だけでなく、日常の食生活においても健康維持に効果的とわかり、一気にこの言葉が広まりました。

＊食物繊維の宝庫「もち麦」「大麦」

その中でも特に食物繊維をたくさん含んでいるのが、大麦の一種の「もち麦」です。大麦は白米と同様、「うるち」と「もち」の2種類に分けられます。もち麦はもち性で通常の麦より粘りがあり、もちもちプチプチした食感と香り高い味わいが特徴です。

なんと米の25倍、玄米の4倍もの食物繊維を含んでいます。

食物繊維が多いほうがセカンドミール効果は高く、糖質や脂質が体内に吸収されるのを抑える働きがあり、体重増加やぽっこりお腹を防ぎます。

白米がお茶碗1杯ぶん（約150g）で252kcalであるのに対し、もち麦は

198kcalと低カロリーであることからも、肥満防止にはうってつけの食材といえます。

そもそも大麦は、朝食でパンを食べた場合と比べるとセカンドミール効果が長時間続き、血糖値が上がらない状態を1日キープできることがわかっています。

特に後述する水溶性食物繊維が豊富で、β-グルカンの働きにより、セカンドミール効果の持続性が高まると言われています。

水溶性食物繊維は水分保持力が強く、水に溶けるとドロドロのゲル状に変化します。

この粘性が、炭水化物（糖質）の消化、吸収を緩やかにします。

それにより、血糖値の急上昇を防ぎ、コレステロールなどの余分な脂質を吸着し排出するなど、からだへの吸収を抑制する作用があります。

大麦は毎日の食事に取り入れやすい食材ですので、白米の代わりに食べてもいいですし、白米の中に大麦を混ぜてもおいしく食べられます。

玄米のように独特のクセがなく食べやすいので、健康維持のために新しい習慣として取り入れてみるのもよいでしょう。また、腸の粘膜を守り善玉菌を増やすため整腸作用があり、ダイエットにも効果的とされています。

太りにくい体質を維持したい人は毎食取り入れ、他のセカンドミール効果のある食物繊維豊富な食材と組み合わせて食べるといいです。

このように、同じ主食でも食材によって大きな差があることがわかります。

セカンドミール効果は便通改善、メタボ解消、コレステロール低減、糖尿病の予防などさまざまな効果を発揮します。

特にコレステロールが高くなりはじめる40代以降の女性は、健康のためにも大麦を毎日の食事に取り入れるといいでしょう。

ごはん中心の生活が肥満と病気を遠ざける

空前の糖質制限ブームで、白米が人生を終わらせる、という類の本がたくさん刊行されたときがありました。よくよく考えれば恐ろしい内容で、現在評価されている日本型食生活を全否定するような内容です。

＊世界で和食が見直されてきている理由

私たち日本人は何千年も米と野菜で生きてきた農耕民族ですから、民族食性はまさに穀菜類ということになります。

がん、慢性病、アレルギーの患者が年々増加の一途をたどっているのは、日本人の民族性と食生活の乖離《かいり》からくる生活習慣病なのです。

２０１３年に和食がユネスコ無形文化遺産に登録されてから、アメリカなどでは肉中心の食生活に対しての見直しがされてきました。

日本古来の食生活が人間の理想的食生活であるとして、和食が積極的に受け入れられている傾向があります（アメリカの某有名女性歌手などが、だいぶ以前から主食を玄米に切り換えているのも有名な話です）。

しかし、当の日本人はそのありがたみをあまり感じることはありません。

民族の食べるものとしてわかりやすい指標があります。

それは歯とあごにあります。

人間の歯は、俗にいう前歯、糸切り歯、奥歯という、合計で32本の歯があります。

この3種類の歯がそれぞれどんな働きをもった歯であるかを、全体の本数から占める割合で見てみると、人間本来の食性というものを簡単に理解することができます。

門歯というのは前歯上下4本ずつの8本で、野菜類などを食べるときに繊維を断ち切る働きがあります。その隣の犬歯は肉を引きちぎる役目、残りの20本は穀物をすりつぶし消化しやすくする働きがあるのです。

つまり、奥歯を使ってすりつぶすように食べる精製度の低い穀類や豆、麦、たくさん噛まなければ飲み込めない小魚や海藻類、根菜類、繊維の強い乾物などを摂るべきなのです。

このように、歯の構造を考えれば何を食べるようにできているのかは一目瞭然です。

＊日本人はお米を食べるようにできている

日本人の食生活指針にも、1日の総エネルギーの55％は炭水化物から摂取することと言われるのは、歯並びが大きく関係しているのです。

お米とのつき合いが2000年以上だとすると、肉や乳製品の摂取量が増えてきたのは文明開化以降のたった70年ほどなので、油っぽいものや焼肉を食べたあとに胸やけを起こすのは当たり前のことなのです。

もともと日本人のからだは、お米の炭水化物を消化するのがとても得意です。

私たち日本人のからだは、ハンバーガーを食べるようにつくられてはいないのです。

もちろん、たんぱく質や脂質を消化する酵素もきちんと分泌されていますが、焼肉やステーキを食べたあとに胸やけ、牛乳を摂ると下痢《げり》をする人は結構いるようです。これは、からだが消化に慣れていないために起きる現象です。

玄米を食べて消化不良を起こすとはいいますが、白米を食べてお腹を壊す人がほぼいないという現実からすると、糖質の極端な制限がからだによいわけがありません。

糖質制限で痩せるというのは、そもそものごはん主体の食事を摂っている日本人が、ごはんを食べないことによるエネルギー総摂取量が減っていることがほとんどなので、一時的に体重も減るのです。

たくさん噛むことで唾液が消化を助け満腹中枢《ちゅうすう》が働き、少量でも満腹感が得られ、食べすぎを防ぎます。

では、たくさん噛まなければならない食事とは何かというと、伝統的なごはんを中心とした和食なのです。発酵食品であるたくあんのぬか漬けや味噌汁、海藻や海苔などを副菜とした和食が、もっとも健康によいと世界でも認められています。

若返りレシピ②

低カロリーで夜食にも安心！

納豆豆腐ごはん

◉材料（2人前）

麦ごはん　300g
木綿豆腐　1／2丁
　（150g）
納豆　1パック
濃口醤油　小さじ1
かつお節　4g
のり　少々

◉手順

①木綿豆腐はラップをせずに耐熱容器に入れて、電子レンジ（600W）で5分加熱する
②器によそった麦ごはんに①を盛りつける
③醤油で和えた納豆とかつお節をのせ、のりを飾る

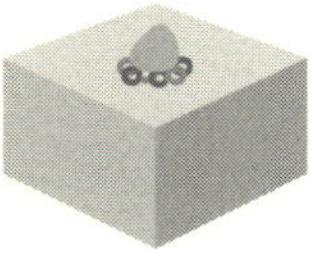

第3章

からだまるごと若くなる!

美人栄養素を味方につける

腸内環境を整える

『脳はバカ、腸はかしこい』という印象深いタイトルの本を書かれた藤田紘一郎先生はたいへん面白い方で、ご自身の腸のなかにサナダムシを飼っておられました。

一度仕事でご一緒させていただいたのですが、とても豊富な知識をお持ちのうえ、楽しい発想で免疫力に関してご研究をされていました。「人間の免疫力の80％は腸が司《つかさど》る」とされ、腸内環境と健康がダイレクトにつながっているとお話しされています。

＊いらないものを追い出すからだの仕組み

栄養学の考え方では、口から肛門という消化器官はからだの外で、消化器官から食べ物や飲み物が吸収されてはじめて体内に入るとしています。

ほどんどの栄養素や成分は小腸から吸収されるため、腸内環境がよくなければ健康は維持できないので、とても大事なこととされています。

そもそもからだに害を与えるようなものは、味覚や嗅覚で「腐敗している」と感じれば、一度口に入れたとしても吐き出します。

「腐敗」のように物性がもともとのものと違っていたり、変なにおいがするなど五感でわかるものであればよいのでしょう。しかし、見た目ではわからなかったり、異臭もないような、細菌性やウイルス性の食中毒では、食べて具合が悪くなるまでわかりません。

有名なノロウイルスは二枚貝由来の食中毒ですが、「今から食べようとしているこの貝は、ノロウイルスに汚染している」などとわかる人は誰もいません。細菌性でもウイルス性でも、食べて発症してみてはじめて食中毒とわかるのです。

食中毒にかかるとまず気持ち悪くなり、吐き気をもよおし嘔吐《おうと》したり、お腹が痛くなって下痢をしたりします。

この症状はからだの中から食中毒菌を外に出すために起こる反応です。なるべく早く体外に出すために、水溶化した便にするというからだの防御反応なのです。

このように、腸はからだの中に悪いものを入れない関所のような役割をしているのです。脳が劣《おと》っているとは言いませんが、腸の状態がからだづくりに大きく関わっていることは事実です。

＊善玉菌で腸を元気にする

では、どうすれば腸内環境をよくすることができるのでしょうか？

私たちの腸の中には大きく分けて善玉菌と悪玉菌、日和見菌《ひよりみ》という3つの腸内細菌が存在します。この細菌の勢力争いで、私たちのお腹の具合が変わります。

気持ちいい排泄があるときは善玉菌が優勢なときで、あまりスッキリしない排泄のときは悪玉菌が優位なときです。

その善玉菌を優位する食材は何かというと、発酵食品や食物繊維を含む食材なのです。

発酵食品の中でも、乳酸発酵したヨーグルトや漬け物などは効果的とされています。

ヨーグルトであれば1日250g程度とるのがよいとされています。バナナやはちみつに含まれているオリゴ糖は善玉菌の好物ですから、それらをヨーグルトに入れて食べることは食味だけでなく、健康という視点からも相性のいい組み合わせと言えるのです。

市販されているヨーグルトは、それぞれ種となる菌の種類が違います。

私たちのからだが持つ細胞はみんな違いますから、どの菌が誰に合うかはわかりません。自分の中にいる善玉菌が喜ぶ菌を含むヨーグルトを選んで食べましょう。

ヨーグルトだけでなく、いろいろな発酵食品や食物繊維を含む食べ物を毎回の食事に少量でも構わないので、意識して取り入れましょう。

腸内細菌は腸の中にとどまることができないので、食事からとらないとどんどん善玉菌が減っていってしまいます。


このように、腸は生き物にとっては栄養素を取り込む入り口になります。

ですから、生命活動を続けるものには腸がないと成立しないのです。

からだにいい食事は排泄物でわかる

私たちのからだは食べたものでできています。

「自分の食べたものがからだにいいのか悪いのかよくわからない」という方のお話を頻繁に聞きますが、実は食事の良し悪しを一目で見分ける方法があります。

＊その日の便を見てみよう

それは排泄物の状態です。

腸内環境が良いと腸内は酸性に傾き、便が黄褐色になります。

反対に腸内環境が悪く、有害な腐敗菌が増えるとアルカリ性に傾き、便は茶褐色から黒褐色になります。

黄色い便は柔らかくて量も多いですが、茶褐色になると水分が抜け硬くなり、量も減ってきます。そうなると排便がスムーズに行われず、腸の中の滞留時間が長くなるので、有害物質が多く発生します。

有害物質は発生すると腸壁《ちょうへき》から毛細血管に移り、肝臓に運ばれます。そうすると、肝臓はその有害物質を解毒《げどく》しなければならないので負担がかかり、全身の健康レベルを下げることにつながるのです。

この違いを生み出すのが、食事なのです。

黄色っぽい便になるのはいい食事で、黒っぽい便にするのは悪い食事ということです。

黄色っぽい便をつくる食事は精製度の低い炭水化物や豆、野菜、果物など植物性食品の比率が高い食事で、「低脂肪高繊維食」とされるものです。

食物繊維が十分にとれている場合は便が明るい色になり、水に浮くようになります。

そのような便の出る食事がいい食事と言えます。

では、どういう食事が便を黒くするかというと、精製度の高い炭水化物と動物性食品の比率が高く、野菜の少ない食事で、「高脂肪低繊維食」とされるものです。

肉ばかりのような食事は、有害菌に有害物質をつくり出させる原料を多く与えます。

一方、植物性食品や海藻に多く含まれる食物繊維は腸内の善玉菌を増殖させ、腸内環境を整えます。

＊いい便をつくり出す「食物繊維」

ここで食物繊維について簡単に説明します。

食物繊維とは、食品に含まれている人間の腸で消化吸収できない成分なのですが、腸を通過する際にさまざまな貢献をしてくれるものです。

植物の細胞壁を構成しているセルロースやヘミセルロース、リグニン、細胞内に含まれるペクチン、ガム、粘質物などの多糖類は人間の消化酵素で壊すことができないため、消化できないのです。

食物繊維には水に溶ける「水溶性食物繊維」と水に溶けない「不溶性食物繊維」がありますが、黄色い便をつくるには水溶性食物繊維がより効果的です。

海藻や豆類、果物、納豆、オクラ、里芋、長芋などのネバネバ食品に多く含まれます。

繊維というと、セロリやゴボウなどの筋のようなものばかり想像しがちですが、それだけではないのです。

また、食物繊維は「どのくらい摂るか」とともに「何から摂るか」も重要なポイントになることがわかってきました。

最近発表された大規模な調査報告によると、野菜や果物の食物繊維より、穀物の含む食物繊維のほうが腸内環境を整え免疫力を高め、糖尿病を防ぐ効果があるとされています。

これらのことから、いい便をつくる食材を使った食事が、からだにいい食事ともいえるのです。

疲れのもとは糖質の摂りすぎ

糖質制限ダイエットの一大ブームも、少し落ち着いてきたように感じます。糖尿病学会が極端な糖質制限がもたらすからだへの悪影響を発表したのを機に、各メディアが抑えに入ったのかもしれません。

糖質はもっともエネルギーになりやすい栄養素で、足りなくなるとからだの脂肪や筋肉を壊して糖をつくり、エネルギーに変えます。ですから、糖質中心の献立がよいのですが、摂りすぎると糖分をエネルギーに変えるからだの回路に必要なビタミン類が不足します。それと同時に乳酸という疲労物質がたまり、疲れを感じるのです。

疲労回復に必要なビタミンＢ１は、糖質の代謝に役立つビタミンです。

糖質を摂りすぎると、疲労を回復するために使われるはずのビタミンB1が、糖質の分解にせっせと使われるので疲れが取れないのです。

*正しい糖質の摂り方

私たち日本人は農耕民族ですから、主なエネルギーをお米から摂ってきました。

宮沢賢治の雨ニモマケズの詩の中に、「1日に玄米4合と味噌と少しの野菜を食べ」というフレーズがありますが、1日に4合とは大変な量です。

ですが、玄米の持つビタミンB群と味噌のたんぱく質やミネラル、少しの野菜とは、当時のことを考えると根菜や葉物類であると想像できます。

そう考えると玄米には穀物繊維があり、根菜にも食物繊維と糖質、葉物野菜のビタミンCや葉酸《ようさん》などと考えると、結構な栄養バランスになります。

血糖値を急速に上げる食品や、過剰な油脂《ゆし》を摂っていないので、4合の玄米を食べたとしても肥満や生活習慣病などがなかったのです。

もっとも、玄米が持つ米ぬかには糖質、脂質、たんぱく質のすべての代謝に関わるビタミンB群が豊富なので、当時の食事には必須だったのでしょう。

現在、玄米はミネラルの吸収を阻害するなど新しい根拠もわかってきたことから、玄米ばかりの食事がよいとは言えなくなってきています。

しかしながら、精製度の高い糖質ばかりを摂ることが、からだにとっていろいろと不具合をもたらすこともわかり、糖質の摂り方について物議をかもしています。

1日の総摂取エネルギーの55%を炭水化物から摂りましょう、ということを現在厚生労働省が食生活摂取指針として出しています。

炭水化物は糖質+食物繊維のことを言います。食物繊維を十分含んだ糖質を摂ることで、疲れ知らず、肥満知らずでいられることでしょう。

＊甘いものの効果は一瞬だけのワナ

うつと甘いものの摂りすぎが関与しているという報告もあります。

実は甘いものを食べて疲れがとれるのは一時的とされています。むしろ、甘いものを食べると疲れが倍増することもあるのです。

それは糖質を摂取すると血糖値が上がり、高くなった血糖値を下げるためにインシュリンが分泌されます。特に砂糖がたくさん含まれているような甘いものを食べると血糖値が急上昇するため、インシュリンもいつもよりたくさん分泌しなければならなくなります。

しかも、そのせいで食べる前よりも血糖値を下げてしまうこともあります。

そのため食べる前よりもエネルギー源不足に陥り、余計に疲れが倍増することにつながるのです。また、低血糖になるとアドレナリンの分泌が高まるため、攻撃的、イライラ、キレやすいといった精神状態に陥りやすくなります。

血糖値が乱高下しているので、体内がまるでジェットコースターに乗っているようなものなので、躁《そう》うつになるなどとも言われているのです。

甘いものの摂り過ぎが疲れる原因になるというのも、わかりますよね。

「ビタミンACE《エース》」でからだのサビを食い止める

「活性酸素」という言葉を聞いたことのある方がほとんどだと思います。

活性などという言葉がついていると、まるでいきいきしたからだによい酸素のように思われそうですが、実は健康を損なう諸悪の原因とされています。

人は呼吸をすることで酸素を取り入れます。その酸素で栄養分を分解し、エネルギーをつくるのですが、この過程で吸った酸素の2～3%が体内で電子の欠けたバランスの悪い酸素になります。それが活性酸素です。

活性酸素にはウイルスや細菌からからだを守る働きがありますが、過剰に発生すると周囲の組織や細胞を酸化させるという悪い効果もあります。酸化というのはサビのことで、活性酸素が増えることでからだを傷つけることになります。

活性酸素を毒性の低い物質に変えて消滅させる酵素がありますが、この酵素は年齢とともに減少します。

＊酸化を倒す3つのビタミン

それを補うために役立つのが「ビタミンA」「ビタミンC」「ビタミンE」です。

この3つのビタミンは「ビタミンACE」とも呼ばれています。

活性酸素は非常に不安定な分子で、からだの細胞膜から電子というものを奪い取ることで、どんどん細胞膜を酸化させて老化の原因をつくります。

その酸化を止めるものが、ビタミンACEなどの抗酸化ビタミンと言われるものです。

人体に備《そな》わっている抗酸化力は30代から下り坂と言われていますが、これを防ぐためには、食品から抗酸化作用のある成分を積極的に補っていく必要があります。

抗酸化作用のある成分はいろいろありますが、とりあえず意識してほしいのは抗酸化ビタミンのビタミンACEです。単体で摂取しても肌やからだに作用しますが、この3つは互いに協力しながら抗酸化作用を発揮してくれるので、一緒に摂取したほうが効果的です。

①　ビタミンA

油でできた細胞膜などで主に活躍します。レチノールとβ‐カロテンに分けられます。レチノールは豚、牛、鶏のレバーや卵などに多く含まれ、吸収率も80～90%なので、比較的簡単に摂取することができます。

β‐カロテンは緑黄色野菜や抹茶に多く含まれ、摂りすぎても心配ないですが、吸収率が低いので調理法を工夫するようにしましょう。

②　ビタミンC

水溶性で、水のある細胞質や体液中などで活躍します。

ピーマンやブロッコリー、イチゴなどの果物や野菜に多く含まれます。

③　ビタミンE

酸化物質を無害化することで自らが酸化されて機能が落ちるのですが、ビタミンCから電子を受け取り、再度抗酸化作用を発揮することができるのです。

ナッツ類やかぼちゃに多く含まれます。

若返りチェックシート④

ちゃんと食べてる？
美人栄養素「ビタミンACE」

◉細菌ウイルス対策

ビタミンA

□ 卵　□ レバー　□ にんじん　□ ほうれん草
□ しそ　□ 抹茶

◉美肌美白効果

ビタミンC

□ いちご　□ ピーマン　□ ブロッコリー
□ キウイフルーツ　□ ゴーヤ　□ レモン

◉血行改善

ビタミンE

□ かぼちゃ　□ アーモンド　□ たらこ
□ モロヘイヤ　□ アボカド　□ ひまわり油

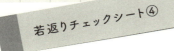

＊抗酸化の味方をする仲間たち

抗酸化ビタミン以外にも抗酸化物質はたくさんあります。
ここでは、その中でも4つの「抗酸化ミネラル」についてご紹介します。

① 亜鉛
細胞の新陳代謝に関わる200種類以上もの酵素を構成する重要な成分です。
牛肉、豚肉、牡蠣《かき》、うなぎなどに多く含まれます。

② セレン
酵素やたんぱく質を構成し、ビタミンEと一緒に摂ることで更に効果が高まります。
いわし丸干し、しらす干しなどに多く含まれます。

③ 銅
赤血球の形成を助け、貧血を予防する効果が高いことで知られています。
レバー、干しエビ、ココアなどに多く含まれます。

④　マンガン

骨の成分であるリン酸カルシウムの形成を促進する働きがあります。しょうが、海藻、豆類などに多く含まれます。

これらは抗酸化酵素の原料になったり、抗酸化酵素を活性化するのに役立ちます。活性酸素にも種類があり、段階を経て性質が変化していきます。はじめのうちは、まだ体内の抗酸化酵素だけで除去することができます。しかし、だんだん強力になってくると体内の酵素では歯が立たず、何かしら強い抗酸化物質に頼らなければいけません。それでもなかなか作用を弱めるのは難しいことですから、小さく攻撃性の低いうちに対処することが大事です。

抗酸化ビタミンと抗酸化ミネラル、後述するファイトケミカルを多く含む食材を意識的にとれば、からだのサビがとれるだけでなくサビにくいからだになります。

ファイトケミカルで細胞を若返らせる

ファイトケミカル、またはフィトケミカルという言葉をご存じですか？

ファイトケミカルとは植物由来の機能性成分で、野菜、果物、豆類、芋類、海藻、お茶やハーブなど、植物性食品の色素や香り、アクなどの成分から発見された化学物質です。

美容・健康業界では、もう20年以上も前から健康に寄与する成分として、注目を集めています。

抗酸化力や免疫力のアップ、健康維持と改善に役立つとされ、研究が進んでいます。

なかでも注目したいのは、抗酸化力で活性酸素が細胞を酸化するのを防ぐ力で、生命を若々しく維持する力として注目を集めています。

*なぜ「酸化」はいけないのか?

酸化は、さまざまな病気や老化の原因とされ、がんや認知症、生活習慣病とも密接な因果関係があるといわれています。

これらの疾患《しっかん》に対して、ビタミンやミネラルとともに、ファイトケミカルを上手に摂り入れることにより、予防に役立つのではないかと期待されています。

たとえば、赤ワインに含まれていることで話題になったポリフェノールも、ファイトケミカルの一つです。これも活性酸素を取り去る抗酸化力があります。

このほか、現在発見されているファイトケミカルは約1500種類とされています。ほとんどの植物に含まれ種類も多く、バラエティーに富んでいます。

ファイトケミカルはポリフェノール系、カロテノイド系、イオウ化合物系、テルペン類などがあります。それぞれどんなはたらきがあるのでしょうか。

＊ポリフェノール系

植物が光合成を行うときにできる物質の総称です。

本来、植物自身が生きるための物質ですが、人の体内に入っても抗酸化物質として有効に働くことがわかっています。水に溶けやすく、吸収されやすいのも特徴です。

ポリフェノール系は大きく分けると、「フラボノイド系」「フェノール酸系」になります。

フラボノイド系にはアントシアニン（ブルーベリー）、カテキン（お茶、ワイン）、ヘスペリジン（はっさく、みかん）、ケルセチン（玉ねぎ、そば）、イソフラボン（大豆）があります。フェノール酸系にはリグナン（ゴマ）、クロロゲン酸（コーヒー、ゴボウ）、サポニン（大豆、小豆）があります。

＊カロテノイド系

動植物に含まれる色素成分です。抗酸化力が強く、活性酸素から身を守ります。

がんや生活習慣病を抑制するはたらき、美肌効果やシミ予防、目の健康を維持するのにも効果を発揮するといわれています。

β-カロテン（ニンジン・カボチャ）、α《アルファ》-カロテン（グリーンピース、トウモロコシ）、リコピン（トマト、スイカ）、ルテイン（トウモロコシ、ほうれん草、ブロッコリー）、ゼアキサンチン（トウモロコシ、ほうれん草）、β-クリプトキサンチン（みかん、オレンジ）などがあります。

＊イオウ化合物系

強い刺激臭でその臭い成分が抗酸化力を発揮します。血行・血流の改善作用もあり、強い殺菌力があるため、食中毒を防ぐ薬味としてもよく使われます。

スルファラファン（ブロッコリー、キャベツ）、アリルイソシアネート（わさび）、システィンスルホキシド（玉ねぎ、にんにく）があります。

＊テルペン類

ハーブや柑橘《かんきつ》類などの特有の香りと苦味成分です。抗酸化作用があり、生活習慣病を防ぎ、香りは抗うつ作用が期待されるものもあります。

オイゲノール（グローブ）、リモネン（レモンなどの柑橘類の果物）、メントール（ハッカ）、チモール（タイム、オレガノ）などがあります。

身近な食材に豊富に含まれていますから、上手に毎日の食事に使用してほしいものです。

若返りの基本は、毎日の食事が肝心です。

食べ物には多種多様な成分が含まれているため、体内に吸収されると互いに助け合いながら、からだへの相乗効果を発揮します。

多種類の野菜や果物をバランスよく摂り入れていきましょう。

若返りチェックシート⑤

ちゃんと食べてる？

美人栄養素「ファイトケミカル」

◉抗酸化作用バツグン

ポリフェノール系

□ ブルーベリー　□ 大豆　□ ワイン　□ ゴマ
□ ごぼう　□ そば

◉美肌効果・シミ予防

カロテノイド類

□ トマト　□ とうもろこし　□ キウイフルーツ
□ グリーンピース

◉血行改善

イオウ化合物

□ きゃべつ　□ 玉ねぎ　□ にんにく　□ わさび

◉香りは抗うつ作用

テルペン類

□ レモン　□ ハーブ

先人に学ぶ食生活の知恵

食べ物にまつわることわざはたくさんあります。

健康にかかわるものも多く、代表的なものが「トマトが赤くなると医者が青くなる」。

これは、トマトの赤い色には強い抗酸化作用があるためです。

他にも「腹八分目にして医者知らず」や「病は口より入る」などは、いまでも十分通用することわざです。

「腹八分目」は長寿遺伝子ともよばれる、サーチュイン遺伝子を出現させる手段です。

「病は口より入る」は、衛生面を注意しないとさまざまな食中毒が潜んでいることや、細菌性・ウイルス性感染症のことを言っており、清潔を意識した食生活をうたっているのです。

他にも「三里四方の野菜を食べろ」ということわざは、約12キロメートル以内で採れた野菜を食べていれば健康で長生きができるという意味で、地産地消のことを言っています。

＊寒さに負けない！ かぼちゃパワー

「冬至南瓜《とうじかぼちゃ》」は、冬至にかぼちゃを食べましょうということです。

かぼちゃにはビタミンACEが含まれ、特にβ-カロテンが豊富だからです。

かぼちゃの栄養価の高さは群を抜いていますが、特に多く含まれるβ-カロテンは体内でビタミンAに変換され、免疫機能を高めます。

それと同時に、目や皮膚、髪などの健康維持におおいに役立ってくれます。また、コラーゲンの生成を助け、美肌づくりには欠かせないビタミンCもたっぷり含まれています。

かぼちゃは、ビタミンEの含有量も多く、野菜の中ではトップクラスです。

ビタミンEは強い抗酸化作用があり、細胞膜の酸化を抑制し、細胞の老化を防ぎます。また、毛細血管に働きかけて血行をよくしたり、新陳代謝を促したりする働きもあります。

ですから、厳寒の冬至にかぼちゃを食べることで健康を得られるという考えなのです。

＊味噌で医者の世話いらず

他にも、「味噌の医者殺し」などという物騒《ぶっそう》なことわざもあります。

これはトマトと同じように、味噌は抗酸化作用のあるメラノイジンやコレステロール値を下げる大豆サポニンなど、非常に高い健康効果があるとされているので医者の世話にならない、ということです。

味噌は大豆を使った発酵食品で、日本を代表する食べ物です。味噌汁を毎日食べていれば、病気をしないで健康でいられるという意味があるのだと思います。

また、「味噌汁一杯三里の力」ということわざもあり、味噌汁を一杯飲めば、三里（約12キロメートル）も歩くことができるということも言われています。また、味噌は熟成の高いもののほうがより良いとされています。

ただし、塩分が気になる方は、具材にカリウムの多い海藻やウリ科の野菜を豊富に入れて食べましょう。カリウムには塩分をからだの外に排出する効果があるからです。

ことわざだけでなく、食べ合わせについても先人の知恵で溢れています。

たとえば、生魚を刺身で食べる習慣があるのは、日本とアジアの一部です。

日本料理ではしょうがやしそ、みょうがやにんにくを代表する香味野菜を合わせます。

それは強い抗菌・殺菌・解毒効果があるとされているからで、生魚による食中毒を防ぐためです。

油を見直そう

三大栄養素は炭水化物・脂質・たんぱく質ですが、その中の一つの脂質は意外と地味で、あまりトピックもありませんでした。

しかし、最近はオリーブオイルやココナッツオイル、亜麻仁《あまに》油などその特徴にスポットライトが当たり、脂肪酸の構造による違いよるからだへの貢献度が注目を浴びています。

油のことを「油脂」と書きますが、油は液体、脂は固体を表しています。

油脂というのは、大きく2つに分かれます。

一つは常温で固体の「飽和《ほうわ》脂肪酸」です。

バターやラード、マーガリン、ココナッツオイルなどに多く含まれます。ココナッツオイルは飽和脂肪酸なのですが、溶ける温度が低いので夏場などは常温で液状になります。加熱にも安定した脂なので、ラードで揚げたコロッケなどは時間が経ってもサクサクしておいしいのですが、血管障害などを起こしやすい脂です。

体内でつくられる栄養素ですから、積極的に摂る必要のない脂であることも忘れないでください。

もう一つは常温で液体の「不飽和脂肪酸」です。

オリーブオイルや菜種油、キャノーラ油に多く含まれています。

不飽和脂肪酸は、「一価不飽和脂肪酸」と「多価不飽和脂肪酸」に分けられます。

一価不飽和脂肪酸は、飽和脂肪酸と同じようにからだの中でつくることができるので、多く食べる必要はありません。

しかし、多価不飽和脂肪酸は「必須脂肪酸」といい、からだの中でつくることができません。そのため、食べ物などから摂ることが必須となっています。

液状の油は分子構造として、オメガ3、6、9と区分されます。

それぞれどんな働きがあるか見ていきましょう。

＊血液をサラサラにする「オメガ3」のオイル

オメガ3は亜麻仁油やエゴマ油、魚の油に含まれる「αリノレン酸」です。

血流をサラサラにし、脳の血管を広げたりするため、健康効果が高いです。

しかし、体内では合成できないため、食品から摂取する必要がある栄養素です。

オメガ3脂肪酸のDHA（ドコサヘキサエン酸）、EPA（エイコサペンタエン酸）には、血液の通り道を塞ぐ悪玉コレステロール（LDLコレステロール）を減らす働きがあります。

DHAには、赤血球と毛細血管を柔らかくする作用があるそうです。マグロの頭部、特に目の裏にあるゼラチン状の部分に多く含まれていることでも知られています。

EPAを継続的に摂取することで、血中の中性脂肪値が低下することが、研究により認められているそうです。

さらに、余分なコレステロールを回収してくれる善玉コレステロール（HDLコレステロール）を増やす働きを同時に持っているのが優秀なところです。

血液サラサラ効果が期待でき、血流を改善することで心臓の負担を減らし、血圧を調整します。具体的には血液中の赤血球を柔らかくする効果や、血管の内側にこびりついた血《けっ》栓《せん》も溶かしてくれるのだとか。

そんないいことだらけのようなオメガ3ですが、実は非常に酸化に弱い構造のものですから加熱調理には向いていません。加熱には十分気をつけて調理しましょう。

＊バランスよく摂りたい「オメガ6」のオイル

オメガ6の代表的な脂肪に「リノール酸」があります。

不可欠脂肪酸と言われるリノール酸は、一時期悪玉コレステロールを低くする働きがあるとして、食品から摂取するように盛んに宣伝されたことがありました。

しかし、善玉コレステロールも同時に低くしてしまうことがのちに明らかになり、今では、リノール酸ばかりを摂取することはすすめられていません。

しかし、オメガ6（リノール酸）は摂らないほうがいいのかというと、そういうことではなく、人がからだの中で合成できない不可欠脂肪酸ですから、適切量を摂取する必要があります。

オメガ6が体内で不足すると、皮膚状態の悪化、成長の遅れ、肝臓や腎臓におけるトラブル、感染の頻発などが起こることがわかっています。

また、体内で合成されるビタミンF（γ《ガンマ》リノレン酸、アラキドン酸）は、オメガ6の脂肪酸を原料としています。

γリノレン酸やアラキドン酸はからだの働きを調整する局所ホルモンといわれる「プロスタグランディン」の原料となり、適切な量なら血圧を下げたり、アレルギー症状や生理不順を改善するなどの働きがあります。

リノール酸も加熱には強くないので、高温で加熱するような揚げ物にオメガ6で調合されたサラダ油などは使わないようにしましょう。

＊病気を遠ざける「オメガ9」のオイル

オメガ9はオリーブオイルに代表される「オレイン酸」の不飽和脂肪酸で、もっとも酸化しにくい性質をもちます。

酸化されにくいため、加熱料理も安心して使うことができるため、体内では活性酸素と結びついて過酸化脂質となることも避けることができます。

過酸化脂質はＤＮＡに損傷を与えることで発がんを招き、アテローム性動脈硬化にもつながります。

酸化されにくいオレイン酸の摂取は、発ガンや動脈硬化にともなう心筋梗塞、脳梗塞、高血圧、糖尿病など、生活習慣病の予防、改善に役立つといわれています。

オレイン酸の働きでもっともよく知られているのは、血液中の悪玉コレステロールを除いて、動脈効果や心臓病、高血圧を予防することです。

そもそも、悪玉コレステロールは脂肪摂取量に応じて多くなるのですが、特に陸上動物由来の肉類に含まれる脂肪の過剰摂取は、善玉コレステロールを増やします。

オレイン酸は多過不飽和脂肪酸と同様に、悪玉コレステロールは減らすが、善玉コレステロールは減らさないという実験報告が注目されています。

また、オレイン酸は胃での滞在時間が飽和脂肪酸に比べると短いため、その分、余計な胃酸を分泌しなくてもよくなります。

このため、胃もたれや胸焼けすることが少なくなり、胃酸過多症胃炎、胃弱、胃潰瘍、十二指腸潰瘍《かいよう》などの予防や改善にも効果的です。

他にも排泄物を柔らかくして便秘を予防、解消する効果があるといわれています。

オレイン酸は石けんやシャンプーの原料としても用いられ、腸内物をやわらかくして排便を促す作用があるといわれているのです。

便秘になりやすいのは、食物繊維が不足することが最大の原因と考えられます。

しかし、ダイエットなどで油脂を避けることもまた、便秘に悪影響を及ぼします。

オイル一覧図

脂肪酸

飽和脂肪酸

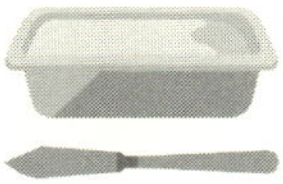

・バター
・ラード
・マーガリン
・ココナッツオイル
・牛や豚の脂身

不飽和脂肪酸

一価不飽和脂肪酸
（からだでつくれる）

オメガ9
（オレイン酸）

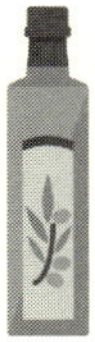

・オリーブ油
・キャノーラ油
・パーム油
・米ぬか油

多価不飽和脂肪酸
（食べ物から摂る）

オメガ6
（リノール酸）

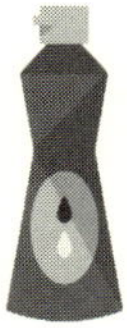

・コーン油
・ひまわり油
・サンフラワー油
・ゴマ油

オメガ3
（αリノレン酸）

・亜麻仁油
・エゴマ油
・魚の油

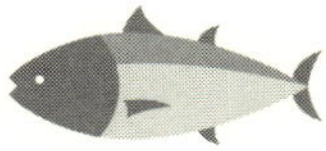

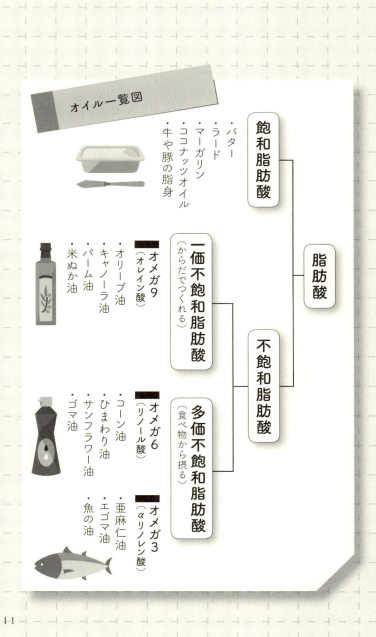

あぶらには、常温で液体のあぶら（油）と固体のあぶら（脂）があることはすでにお話ししました。飽和脂肪酸と不飽和脂肪酸のお話しもしましたが、トランス脂肪酸は不飽和脂肪酸に大きく関わっています。

「サクサクッ」「カリカリッ」とした食感の揚げ物はとてもおいしく感じるものですが、この気持ちいい食感をつくり出しているのがトランス脂肪酸です。

ファストフードや安価な揚げ物の惣菜に使われている、ショートニングというものです。ショートニングもマーガリン同様、植物油に水素のという分子を加えて常温で固形状を保てるようにつくられているのです。

＊なぜトランス脂肪酸はからだに悪い？

トランス脂肪酸がからだに悪い油と言われている理由は、自然界に存在しないので、その人工油が血管に取り込まれれば正常に代謝できなくなり、血管を老化させる可能性があるからです。

アメリカ食品医薬品局は、「トランス脂肪酸は食品に使う上で安全とは認められない」という段階的禁止方針を打ち出しています。

動物性油脂より植物性油脂がよいとされていた時代では、「バターはからだに悪いからマーガリンを食べなさい」と言われていました。そのマーガリンこそ、液体の植物性油脂に水素を加えて固体化した、人工的につくられたトランス脂肪酸なのです。

油脂の研究家の間では、トランス脂肪酸のことを「プラスチックオイル」と呼んでいるそうです。

プラスチックが土の中に埋めておいても分解されないように、トランス脂肪酸が腸内にあると分解や代謝に大変なエネルギーが費やされ、多くのミネラルやビタミンが消耗されてしまいます。

さらに、脳の大半は脂質でできているので、トランス脂肪酸が大量に体内にあると脳細胞の原料にトランス脂肪酸が使われ、脳の細胞膜が不安定になり、伝達能力を劣化させると考えられています。

このようなことから、トランス脂肪酸は脳を壊す危険性の高い油ということもわかっていました。

大事なことは何をどう食べるか

最近は食と健康がかなり近いところまできており、「食べれば何でもいい」という考えは薄くなってきたような気がします。

超高齢化社会を迎えるにあたり、医療費の問題などから、自分の健康は自分で守るという考え方が必要になってきているのだと思います。

テレビや雑誌で健康に関する話題のない日はほとんどないほど、健康ブームです。

少し前は「1日1食で若さが得られる」とか、「炭水化物はからだに悪い」などという不思議な流行りがありました。

食べることとは一体どういうことなのか、なぜ私たちは食べなければならないのかを知り、からだにどのような影響を与えるかということを知れば元気なセンチュリアン（100歳長寿）になれるのだと考えています。

私たちは1年に約1トン余りの食材を口にしているといわれているのですが、人それぞれ異なる食べ物を栄養素として吸収しています。

この食べ物が細胞やエネルギーをつくり出しています。

＊必要なものはそれぞれ違う

ここで大切なのは、人により違うということです。

私たちにある37兆個の細胞は全員違うということを忘れないでください。

ですから、前述した極論的な誰かが成功した健康法が万人に当てはまるのではない、ということを覚えておいてください。

栄養学も進歩してきており、いまでこそ抗酸化や抗糖化という言葉を頻繁に耳にしますが、何年か前までは一部の学問の世界でした聞かない言葉でした。

各論はまた後述しますが、その口にする食材をどのように調理するかで、栄養素や機能性成分が変わります。

*マグロは生で食べたい理由

食材の持っているからだに良い影響を与える成分をいかにうまく摂り込むかが、これからの健康にかかわる食べ方になっています。

それには、何をどう食べるかが大事になってきます。

たとえば、炙《あぶ》りトロというマグロの表面をバーナーで焼いて握るお寿司が人気です。からだによいとされるマグロの魚油に含まれるＤＨＡやＥＰＡは、血行促進やアルツハイマーを防ぐなど健康に対して大活躍する成分です。

しかし、安定性が弱いので加熱をせずに食べたほうがよいのです。

炙りトロは魚油のせっかくの良い成分を酸化させ、しかもバーナーという一番酸化を進める加熱法で炙っているので、あまりおすすめできる調理法ではありません。

口当たりがよくとろっとしていておいしいのはわかりますが、魚の特性を知ればあまりたくさん食べるのは控えたほうが良いのです。

調理法を変えるだけで健康効果を得られるメニューは、身近にたくさんあるのです。

第4章

からだのリズムに合わせよう！

時間で変わる食べ方のルール

食べる時間で体内時計を整える

私たちは、生きるために生まれつき体内時計を持っています。朝になれば目が覚め、日中に活動し、夜は1日の疲れを癒すために眠ることで健康的な生活を維持しています。

たとえ目覚まし時計が鳴らなくても、仕事や用事がなくても、からだのなかの体内時計によって、自然にこのような流れで生活できるようになっているのです。

もっとも基本的な生体リズムは約1日のリズムで、24時間より少し長い周期で体内時計を刻んでいます。体内時計は24時間より少し長い周期のため、24時間にリセットさせなければどんどんズレていってしまいます。

*からだのリズムに光と食事を合わせる

その調節が、主に光と食事によることがわかっています。

食事は栄養を摂るためのものでもありますが、体内時計を地球の自転に同調させる刺激としての役割も担《にな》っています。食事の時間が規則正しくないと、体内時計が乱れやすくなることがわかっています。

人間は本来昼間活動し、夜は眠るようにできています。

しかし、その活動期とは異なるタイミングで食事をとると、代謝にかかわる肝臓などの臓器が反応し、体内時計がずれてしまいます。

するとほとんど全ての細胞で自律的に活動する「時計遺伝子」の活動タイミングが体内の臓器間でズレを起こすことになり、臓器間に時差ぼけに似た状態が生じます。

臓器はお互いに連絡をとり合って活動するものですから、このズレは当然からだにとっての負担となります。

こうしたからだのリズムに合わない食事時刻が、糖尿病をはじめとした生活習慣病など各種の疾病《しっぺい》や、健康被害を引き起こす原因になっていると考えられています。

このようなからだに悪影響をおよぼす体内時計のズレを正しく調整するためには「からだのリズム」を知ることが必要になってきます。

約1万個の神経細胞が、同時に約1日の周期で興奮と鎮静をくり返して活動しています。肝臓や小腸などのほとんどの臓器の組織にも末梢時計遺伝子という遺伝子があり、主時計遺伝子の影響を受けながら周期的に栄養や代謝を変動させています。

これらの時計遺伝子は、約25時間周期の概日リズムという約1日のリズムを自律的につくっています。

もしも真っ暗な部屋で生活すると、25時間でリズムをつくってしまうので地球の自転とズレてしまい、からだに不調を起こしてしまいます。

そのため、朝に光を浴びることで主時計遺伝子の時計の針をリセットして、24時間に合わせているのです。

＊朝食で1日をリセットする

これに対して、末梢時計遺伝子は朝食をとることで針をリセットします。

じつは、主時計と末梢時計が同じ周期で働かないといろいろな障害が生じます。

現在、メタボリックシンドロームや糖尿病患者の人口は、中高年男性の半分以上とされています。その背景としては運動不足や朝食の欠食による生活リズムの乱れ、高脂肪食など、栄養バランスの乱れなどにあるとされています。

朝食欠食者が肥満につながる理由としては、「朝食欠食による心身活動の減少」「筋肉の減少」「空腹によるドカ食いと血糖値の上昇」「時計遺伝子の防衛反応」と言われています。

他にも生体のリズムで太りやすい時間であるとか、同じ食事を摂っても血圧が上がりにくい時間などがあり、ホルモンの分泌などと大きく関わっています。

生命活動のリズムは非常に安定して刻んでいます。ですから、リズムを壊すような行動が続けばホルモンバランスなどが崩れ、最終的には健康を害することになるのです。

規則正しい1日3食の習慣

江戸時代までの日本は1日2食という習慣でしたが、朝昼晩と3食とる習慣が広がりだしたのが、江戸時代後半といわれています。

燃油などを使った明かりの普及や娯楽の広がりなどで、日が暮れてからの活動時間が増え、喫食時間が変わり3食とるようになりました。

明治期以降は、人々が時計に合わせて生活するようになり、1日3食が定着しました。

＊1日3食が必要な理由

しかし、現在では「忙しい」とか「面倒」などという理由から、1日2食、極端な場合は1食で済ませる人も増えています。

人間が1回に食べられる量は決まっていますから、食事の回数を減らせば摂れる栄養素の種類も減ってしまい、必要な栄養素が摂れなくなってしまいます。

1日2食以下にするとエネルギーを充足したいという脳の作用から、1回の食事量が過剰になり、カロリーばかりが増えます。

朝食を抜いたときに、昼は高カロリーのメニューを頼んだり、朝ごはんを食べていないから大盛りライスでも大丈夫、などという勝手な言い訳で食べてしまえば、肥満や生活習慣病の原因になります。

また、脳へのエネルギー供給の点からも1日3食である理由があります。

人は脳活動の栄養源であるグリコーゲンを1日当たり約120g必要としているのですが、肝臓でつくられるグリコーゲンは1回の食事で最大60グラムが限度で、5~6時間しかもちません。

ですから、食べすぎないで1日2食を実践したとしても、グリコーゲン不足になる可能性があるのです。脳は眠っていても活動していますから、脳を十分に活動させるためには1日に必要なエネルギーを3回に分けて食べることが必要なのです。

脳に行き渡る栄養源が不足すると、脳の萎縮《いしゅく》を招くとされていて、アルツハイマーなどにつながるともいわれています。

1日3食の習慣が老化やボケ防止に役立つ可能性があるとされています。人には約1日のリズムを刻む「体内時計」が備わっており、体温や血圧、血糖値などを調節していて、規則的に3食取ることが調節機能維持に役立ちます。

食事はホルモンバランスを保つのにも貢献していて、時間帯により働くホルモンをさらに活性化するのです。

＊質の高い食事をとるための工夫

しかし、朝昼晩と食事をとることがよいといっても、ただ食べるだけでは意味がなく、その質の高さも重要です。

質を高めるにはどんな工夫が必要かというと食物繊維が豊富で魚や野菜を多く使い、油を使いすぎず、腹八分目を心がけ、夜あまり遅い時間に食べないなど、規則正しくとることが大切です。

最初からパーフェクトを目指さず、できるところから始めればさほどの我慢なく続けられるでしょう。

どうしても朝に食欲がわかない人は、夜ごはんを見直してみましょう。

夜ごはんのボリュームが多すぎると消化器官がずっと活動し、朝になっても空腹感は感じられません。朝ごはんをおいしく食べるには夜ごはんを軽くしてみましょう。

そうはいっても私たちのからだはみんな違いますから、「朝ごはんをしっかり食べると調子が出ない」という方もいらっしゃるでしょう。

そんな場合は、野菜のミックスジュースだけでも飲む習慣をつけましょう。

野菜には細胞の酸化を抑えたり、毒素を排泄したり、脳の萎縮を抑えたりするとされる機能成分が豊富に含まれています。

しっかり食べないまでも、からだに良い成分を取り込むことが大切です。

また、食事はコミュニケーションツールの一つです。

一人暮らしが増え、家族でも生活スタイルがばらばらなケースが多いですが、できるだけ一緒に食卓を囲むことで精神的にも充実した食シーンにつながります。

大人に毎日のおやつは必要ない？

間食のことをなぜ「おやつ」と呼ぶのか、その理由は江戸時代にさかのぼります。

当時は1日に2食があたりまえで、現在のように豊富な食材があるわけでもなく、車やエスカレーターなどもありませんでした。

そのため、エネルギー消費量は現在とは考えられないくらい高い時代でした。

それにもかかわらず、食事と食事の間が大きく空いていたので、エネルギーの消耗が激しく電池切れのような状態になってしまうため、八つ刻《やどき》（現在の午後2時〜3時頃）に間食をして、エネルギー補給をしていました。

その名残《なごり》で、八つ刻に行う間食なので「おやつ」という言葉ができたということです。

「おやつ」は漢字で「御八つ」と書くのも、その時間をさしているからです。

現在では午後3時頃にお菓子を食べるのがおやつという印象があります。1日3食食べる現在では、「おやつ」は必要ないものだということがわかります。

ただし、成長過程の子どもについては例外です。

一度に食べられる量が少ない割に活動量も多く、細胞分裂も速いのでエネルギー不足になってしまう場合があります。

その不足分を「おやつ」として補うのが良いとされています。

＊「サザエさん」からわかるおやつの意味

その証拠にテレビアニメの「サザエさん」の中で、カツオ君やワカメちゃんが「今日のおやつなに〜？」とサザエさんやフネさんに聞いて用意してもらっています。

しかし、食べているのは子どもたちだけという場面を思い出してください。大人はおやつを食べていないですよね。

本来「おやつ」は子どものためのものなのです。

大人がおやつを食べてしまうのは、子どもの頃の習慣と思い込みで、無意識に食べてしまっているのです。

おやつは大人に必要ないものである、ということをしっかり自覚する必要があります。ただ、「おやつ」が習慣化されている大人にとって、必要ないと言われてもなかなか簡単にやめられるものではありません。

精神的にも肉体的にもストレスになりますから、まったくダメというのではなく、毎日おやつを食べるという習慣をやめましょう。農林水産省が提唱する食事バランスガイドにはおやつは、「楽しく適度に」をすすめています。

おやつは毎日食べなければいけないというものではなく、おやつを食事のかわりにすることも主客転倒《しゅかくてんとう》です。

まず、朝、昼、夜の3食をきちんととることが基本です。

そのうえで、朝食が早かったのでおなかが空いて昼食までもたないとか、残業で夕食が遅くなりそうなときに、おやつを食べるのは悪いことではありません。

＊足りない栄養素を補う工夫

おやつには「補食」としての重要な役目があります。

おやつ＝甘いものやお菓子ではなく、3度の食事だけでは十分に摂取できない栄養分を補う種類のものを選ぶとよいでしょう。

たとえば、低脂肪のヨーグルトやチーズ類などでカルシウムを補ってみたり、シリアルや果物で食物繊維やビタミンを摂取することは現代の日本人の食事に不足している栄養素を摂ることにつながるので、カロリーを考えての量であれば賢い選択になります。

他にもフルーツ入りの寒天やゼリー、ドライフルーツ、ナッツ類なども補食としての量であれば問題ないでしょう。

チョコレートやフルーツの入ったヨーグルトは、油脂が少し入っているため糖質だけを摂るより血糖値の上昇を抑えることができ、腹もちもよくなります。

干し芋やかりんとうなども、よく噛むことで満腹感につながります。

おなかが空いて血糖値が下がるとイライラし、作業効率が落ちますし、仕事が終わった後の解放感からの食べすぎを抑える意味でも、必要な間食はあるのです。

その日の仕事量やイレギュラーなことで、脳やからだのエネルギー消費量は変わります。残業が多い現代人や塾通いで夕食が遅くなりがちな子どもも含めて、状況に応じて間食を活用したほうが健康維持や能率をあげるためにはよいのではないかと思います。

夕食が遅くなるときには、夕方にエネルギー源になる糖質主体で消化のよいおにぎりやサンドイッチなどを少量摂りましょう。

そのうえで、帰宅後にカロリーの低い野菜や大豆加工品などのたんぱく質、食物繊維豊富な海藻類などで不足しがちな栄養素を補いましょう。

このように、間食というニュアンスではなく、夕食を2回に分けて食べるというように考えるとよいでしょう。

「おなかが空いたらおやつ」という発想で何か食べるのではなく、「補食」という考え方で、普段の食事では不足しがちな栄養素を含んだものを摂るとよいでしょう。

個人的におすすめなのは、日本人に足りないマグネシウムを含んだ無塩のアーモンドです。

マグネシウムはカルシウムと密接な関わりがあり、骨や歯の形成に必要な栄養素です。多くの体内酵素の正常な働きとエネルギー産生を助けるとともに、血液循環を正常に保つ作用があります。

その他にも神経の興奮を抑え、神経伝達を正常に保つ働きがあります。このため、マグネシウムを摂取することでイライラする気持ちをやわらげ、安定した精神状態を保つこともできます。

活動スイッチを入れる朝ごはん

私たちは1日3食食べますが、その中で一番重要な役割を占めているのは朝ごはんです。「食べる時間で体内時計を整える」の項でも書きましたが、体内時計をリセットするのも朝ごはんで、それ以外にもたくさんの役割があります。

朝食を摂らなければエネルギー摂取量が減るので痩せるだろう、と思われている方も少なくないと思いますが、それは間違いです。

朝ごはんを食べない人に肥満が多いこともわかりました。

アメリカの国民栄養調査でも、朝食を食べない人たちが食べる人の5倍も肥満になりやすいことがわかり、太りやすいとされるパンのみなどのバランスの悪いとされる朝食を食べている人たちより、有意に太っていました。

*「朝食を食べない」は肥満につながる

朝食を食べないと、1日の合計エネルギー発生量の低下が起こります。朝食に脳のエネルギー源である糖質を含んだ米飯食を摂ると、心身が朝から活性化します。一方、朝食を食べないと午前の活力が減るだけでなく、1日合計のエネルギー発生量が減り、太るのです。

食事を摂ると体内に吸収された栄養素が分解され、その一部が体熱となって消費されます。このため、食事をした後は安静にしていても代謝量が増えます。

辛いものを食べたわけでもないのに、からだがポカポカ温まったことがある経験をお持ちの方も少なくはないと思いますが、そのからだを温める作用のことです。

この代謝の増加を食事誘発性熱産生(DIT: Diet Induced Thermogenesis)、または特異動的作用(SDA: Specific Dynamic Action)といいます。

食事誘発性熱産生でのエネルギーを消費量は、通常の食事で約10%程度になります。

加齢や運動不足で筋肉が衰《おとろ》えると、基礎代謝が低下するだけでなく食事誘発性熱産生も低下し、トレーニングなどで筋肉を増やすと食事誘発性熱産生は高くなるとされています。また、食事の摂り方としてはよく噛んで食べるほうが食事誘発性熱産生は高くなるといわれています。

朝食を摂取した人としなかった人で体外の熱放出を遠赤外線サーモグラフィーで測定したところ、朝食を食べない人のほうが体温は低く、エネルギー代謝が低下していることがわかりました。

しかも朝食を食べないので血糖値が下がり食欲が増し、昼食のドカ食いにつながるため、急速な血糖値の上昇がおこります。そのため、血糖値を下げるホルモンであるインシュリンが過剰分泌され、肥満につながるのです。

＊「朝の果物は金」

では、朝食に何を食べるとよいのでしょう。

夕食から朝食までの時間は、他の食事の間隔よりも長いですね。

たとえば、夜7時に食べた後、朝7時に食べたとしたらなんと12時間もあいています。やはり、夕食から朝食までの時間はかなり長いと言えます。

朝食を英語で「breakfast」(ブレックファスト)と言いますが、その意味は「断食」の状態を「破る」です。

break fastのように、二語に分けると「断食をやめる」となります。breakの意味の中には、「中断する」「やめる」という意味もあります。

ですから、空っぽの胃に入れる最初のものは非常に大事なのです。

「朝の果物は金」ということわざがあります。一日の生活をはじめるにあたって、必要な栄養素が摂取できるという理由からです。

不足しがちな栄養素を補えるほか、加熱調理する必要がないので、忙しい現代人の朝の時間帯でも比較的食べやすいこともあります。

朝食に果物を食べるさまざまなメリットの一つとしては、睡眠中に失った水分を補い、エネルギーとなる炭水化物も摂取できます。日本人に不足しがちな栄養素である食物繊維やカリウムが豊富に含まれているのも果物の特徴で、カリウムはナトリウムを排出し、血圧を下げる効果があります。

生命活動リズムから一日のうちで、血圧がもっとも上がりやすい時間帯は朝の7時から8時なので、高血圧の人は朝食に果物を食べるといいと言われています。

食物繊維は便通の改善にも役立ちますし、血糖値の急速な上昇も抑制します。

果物は調理がいらないので、忙しい朝の食事に便利です。

20代の男性では3割以上が朝食を食べないといわれ、朝ごはんを食べない人が増えていることが問題になっています。

「時間がない」「食欲がない」というのが主な理由ですが、たとえばバナナのように手で皮をむいて食べられる果物ならば、手間がかからないので是非食べていただきたいものです。

理想的なのは、ごはんに味噌汁、焼き魚、あるいは、パンに卵とサラダといった食材数の多い朝食ですが、余裕がなければ果物を口にするだけでも、ずいぶん違います。

食物に含まれる酵素に着目して「起きたばかりで活動が鈍っている胃腸に負担をかけないため、朝食には果物を食べたほうがいい」という見解もあります。

食べ物を消化する際、体内ではアミラーゼなどの消化酵素が使われますが、生の果物には分解酵素を含むものが多く、その働きを助けるとも言われています。

ほかにも朝食は食事という認識よりも、食べ物を胃に入れることで腸が動き、心地よい排泄を促すためのきっかけという考え方もあります。

栄養学の観点からは、1日200gの果物を食べることが推奨されています。しかし、現代人が実際に摂取しているのは、その半分の110gほどといわれています。200gの目安は、桃や梨、リンゴなら1個、ブドウは1房、ミカンは2個程度。どんな果物を食べるかは好みで選べばよいのですが、旬の時期に採れた果物は豊富に栄養素を含むうえ、経済的にもありがたいので、積極的に食べていただきたいものです。

また体温を上げ、活動指数を高めるという視点から、温かい味噌汁や具だくさんのスープなどもおすすめします。

私の朝食はキウイやパイナップルなど、たんぱく質分解酵素の入った果物、野菜とわかめがたっぷり入った味噌汁に卵を割り入れたものと、ドリップコーヒー2杯を摂っています。食後じんわりと汗をかいたのち腸が動き、気持ちのいい排泄につながっています。

お昼ごはんは好きなものを食べていい！

昼の時間帯は人間の血液の内容も栄養にあふれ気力もみなぎり、仕事に精を出す時間帯です。精神活動も敏捷《びんしょう》活発で気分も爽快《そうかい》、体力も一日中でもっとも優れている時間帯です。ほっと一息のランチは内臓ももっとも活動的なときです。

さて、どんなものを中心に食べたらいいかをお伝えします。

食べ物を消化する胃は、起床してから徐々に活動が活発になり、お昼頃にピークを迎えます。血糖値を調整する膵臓《すいぞう》の働きは、お昼ごろからだんだんと活発になります。

エネルギー代謝に関わる肝臓は、午前中が活動のピーク。夕方には休息時間に入ります。

お昼ごはんの時間帯は胃、膵臓、肝臓の働きがそろって活発で、もっともエネルギーが消費されやすい時間帯。

「ダイエット中だけど、どうしても我慢できない……」というときは、昼食に好きなものを食べましょう。

とはいえ、平日では午後の仕事に差し支えるような食べ方は避けるべきです。

＊パスタや揚げ物はランチのときに!

昼食は、朝食から5~6時間後を目安に午後のエネルギー源となる糖質や脂質、代謝を向上させるたんぱく質をしっかりと摂る必要があります。肉や魚の主菜、野菜、ごはんが並ぶ定食は、食材の種類も多く栄養素を多く含むためオススメです。

昼は脂肪が蓄積されにくい時間帯でもあるため、揚げ物や炒め物など脂質の多いメニュー、ラーメンやパスタなどの糖質が多いメニューを食べたいときは、夜ごはんに食べるよりもお昼ごはんに食べるようにしましょう。

麺類の中でも、パスタは食後の血糖値が上がりにくく、腹持ちがよいといわれています。

昼は胃の活動が最も高いのでたんぱく質中心の食事がオススメです。

胃から分泌される消化液はたんぱく質分解酵素ですので、3食の中で昼ごはんにたんぱく質を含んでいる食事を摂るとからだに負担をかけません。たんぱく質は人のからだにとって第一のものという意味があるほど重要なのです。

また、昼は生命活動リズムで塩分に反応し血圧を上げるホルモンが出てくる時間帯なので、味の濃いものには注意しましょう。

味の濃いものを食べると塩分がからだに溜まり、むくみや高血圧につながります。血圧が高めの方、むくみが気になる方は塩分の高い昼食は控えましょう。

塩分の高いうどんやラーメンを食べる場合はスープを飲み干さないのはもちろんのこと、野菜や海藻がたっぷり入ったメニューを選んでください。野菜や海藻に含まれるカリウムが体内の塩分を排泄してくれます。

ランチ難民という言葉があるくらいですので何を選ぶかどころではなく、思っていたものが食べられず、コンビニランチなんてこともあると思います。

＊糖分の摂りすぎだけは注意して

日本人は無類の麺好きといわれていて、朝は立ち食いそば、昼はパスタランチ、夜は宴会ののちに締めのラーメン、などという現代人は多いのではないでしょうか。

女性にしても朝はパンとコーヒー、昼はパスタランチ、夜はうどんなどと、どちらにしても精製度の高い炭水化物中心の食事になっているように思います。

炭水化物は人間にとって重要なものですが、特にランチで精製度の高い炭水化物を多く摂りすぎると、いろいろな弊害が出てきます。

たとえば、パスタランチにフランスパン、ミニデザートがついてくるようなメニューの場合、明らかに糖分の摂りすぎになります。

糖分の摂りすぎが急速に血糖値を上げ睡魔を呼ぶのです。昼食後に眠くなるのは生命活動のリズムにもよるのですが、食べたものにより、もっと眠くなることもあるのです。

ダイエットを考える意味でも、食べる順番として先に野菜類を食べ、たんぱく質を食べ、食物繊維を豊富に含むメニューを選んで食べることが、賢い選択になります。

からだを修復する夜ごはん

生体の活動リズムでは夕方5時から6時の時間帯は呼吸が一番しやすく、肺と心臓の働きがもっとも高くなります。また、筋肉の強さと柔軟性が最高潮になる時間で、さまざまな運動をするのにベストの時間帯でもあります。

体温も高くなる時間ですから歯や筋、腰などの痛みも強く感じる時間です。

味覚がもっとも敏感になるのも午後6時頃で、アルコールに酔いにくいのは午後8時頃とされています。しかも、8時から9時くらいまでは胃酸の分泌量が最も多くなり、たんぱく質を消化します。

こんなからだの状態から、ご馳走《ちそう》と言われる肉や魚の摂取量が夜に多くなったのかもしれません。

不整脈や心筋梗塞などの発生も午前中に次いで夕方に多いのですが、これは労働後の疲労と夕食に伴う身体的ストレスがあるとされています。

夕食が一日の中で一番のご馳走の食事と思われていて、十分すぎる量をとる場合が多く、これが実は壮年期以降の不整脈の大きな要因といわれています。

*時間によって食事制限はゆるめていい

日本型食生活の唯一のデメリットは、塩分の過剰摂取といわれています。

塩分の過剰摂取はさまざまな疾病と関わるため、塩分制限をしましょうと厚生労働省などが声高に言っているのです。

その結果か、最近日本人の食塩摂取量は減少してきています。

しかし、20歳以上の平均値が1日約11gと、目標量に対してまだ高い傾向にあり、さらなる低減が必要です。

また、高血圧などで、塩分を制限しなければならない人もたくさんいるでしょう。

そこで、時間栄養学の観点から、食事のタイミングと塩分のからだへの吸収の関係について調べてみました。

これは、県立広島大学の加藤秀雄名誉教授が行ったある研究結果です。

1日目は3食のうち朝食に高塩食（食塩換算で10gの食事）をとってもらい、残りの2食は普通食をとってもらいました。同様に、2日目は昼食に高塩食を、3日目は夕食に高塩食をとってもらい、それ以外は普通食としました。

3日間の尿排泄を調べた結果、朝や昼に高塩食をとったときに比べ、夕食に高塩食をとったときのほうが、ナトリウムと塩素の尿排泄が多いことがわかりました。

ナトリウムの尿排泄は、朝と昼に少なく夜に多いという結果でした。

これは「アルドステロン」というナトリウムの再吸収を促すホルモンの分泌リズムと、逆の動きを示しています。

血中アルドステロンは、朝から昼は高く、夜は低くなります。

アルドステロンが高いときは塩分が体にたまりやすい状態になるため、朝食や昼食に高塩食をとると、尿として排出されにくいのではないかと考えられます。

血圧が高い人は塩分制限が必要ですが、一方で調味料としての食塩はおいしさの決め手であり、食欲増進や消化吸収を助ける大切な役目も担っています。

朝や昼はきちんと制限を行いつつも、塩分が体外に排出されやすい夕方は少しだけ緩めるというやり方をすれば、塩分制限も続けやすいのではないかと思います。


高血圧などの病気がある人の場合、からだに負担をかけないよう、食事制限をすることは大切なことです。


しかし、なかには制限に耐えきれず、反動で大好きな塩辛いものをたくさん食べてしまい、結果として塩分摂取量が増えてしまったという人もいるかもしれません。

また、我慢することばかりを強いていると、ストレスから別のダメージが出てくる場合も多いのです。

私たちが食べたものは、いつでも同じようにからだに吸収されるわけではなく、いつ食べるかによって代謝の仕方が変わってきます。

「この時間帯はきちんと制限しなければいけないけれど、この時間は少しゆるめてもいい」ということがわかってくれれば、気楽に楽しく食事改善ができるのではないでしょうか?

いくらからだにいいとされることでも苦痛を伴う習慣はなかなか身につかないものです。人間のからだには自然治癒力があります。その治癒力に沿う形で食生活改善をするくらいのほうが結果的には長続きし、成功につながると私は考えています。

＊夜だからこそ摂りたい栄養素

人間のからだは夜につくられます。

筋肉を修復するためにはたんぱく質やビタミンC、骨のリモデリングにはたんぱく質やカルシウム、マグネシウム、リン、ビタミンD3などたくさんの栄養素が必要です。

健康なからだを維持するには、寝ているときでも必要な栄養素はたくさんあります。

理想的な食事としては、旅館の代表的な朝ごはん。

鮭、納豆、海苔、青菜のおひたし、わかめやじゃがいもなどカリウム豊富な味噌汁。抗酸化作用、ビタミンD3、タンパク質、ビタミンB12とそろっています。

そこに少量の乳製品を加えるとほぼパーフェクトに近くなりますが、もちろん食べすぎないことが前提です。

第5章

年代別
エイジング対策！

老けないからだは
自分でつくる

今日の食事は将来の貯蓄残高

今朝は何を食べましたか？

一般的な食事例は、洋食でしたら食パンのトーストにマーガリン、目玉焼き、コーヒー。和食でしたらごはん、味噌汁、納豆、のり、漬けもの、だそうです。

今までこの本を読んでくださった方は、どちらがからだによいかはおわかりになると思います。

精製度の高い食パンとトランス脂肪酸のマーガリン。この2つがNGですが、他にも洋食の朝ごはんの悪いところは、トーストと目玉焼きにあります。

こんがりと焼けたトーストや、白身に少し焼き色がついた目玉焼きは食欲をそそりますが、この「こんがり」が問題なのです。

＊「からだのコゲ」、貯めてませんか？

食べたものがすぐにからだにダメージを与えるのは、食中毒と境界型の通風くらいですが、じわじわと押し寄せてくるのが「糖化」というからだのコゲです。糖化とはたんぱく質と糖質が結びつく反応により、たんぱく質が劣化することを言います。

その劣化により発生する悪の元凶が、第2章でもお話しした「ＡＧＥ」といわれる終末糖化産物です。このＡＧＥが怖いのは、私たちのからだをつくっているたんぱく質を攻撃し、その機能を低下させる働きをもつことです。

私たちのからだは水分と脂肪分を取り除くと、ほとんどがたんぱく質ですから、非常に大きく健康に害を及ぼすことになります。

ですから、もしこのような食事に頼らなければならないのであれば、必ずビタミンＢ１とビタミンＢ６を含む食品を摂ってください。

ビタミンＢ１は豚もも肉、大豆製品、鰻、ゴマなどに含まれています。これらを効率よく持続的に働くためにはにんにく、にら、ねぎ類などを一緒に摂るのが有効です。

Ｂ６は牛肉、鶏肉、カツオ、マグロ、にんにく、ピーマンなど身近なものに含まれていますから、上手にメニューにとり入れてください。

緑茶に含まれるカテキンもＡＧＥを抑える作用があるほかにも、悪玉コレステロールを減らす作用もあります。

これらを組み合わせた抗ＡＧＥメニューは豆乳緑茶です。高額な玉露《ぎょくろ》ではなく、安価な粉茶のほうが良く、ビタミンＢ１、ビタミンＢ６、カテキンが摂取できます。

＊ケーキを食べたあとのフォローが大切

抗酸化力や低ＧＩ値、低ＡＧＥや抗ＡＧＥ値の食材を積極的に食べることで、老化を遅らせることができると言えますが、人間は俗物です。

揚げものだって食べたいし、甘いケーキが食べたいときもあります。

そんなときは思いっきり食べて、そのあときちんとからだをリセットさせるような体内浄化食材を摂りましょう。

健康という貯蓄を減らさないためにも、食べるものが大事なのです。

第5章

年代別エイジング対策！

老けないからだは自分でつくる

ここまであらゆる視点から、若返るための対策についてお話ししてきました。
次からは年代ごとに、必要となる食材や栄養素についてご紹介します。
年代が変われば、食べるべきものも変わってきます。
それを知り、積極的に取り入れていくことが、若返りへの近道といえるでしょう。

30代後半は青魚を食べよう

いまの30代はたいへん若いので、食生活が少々とんでもなくても気力でまかなえている方がほとんどだと思いますが、残念ながら25歳から徐々に勢いは落ちてきているのです。

実際30代後半になると、それまでは難なくできていたことが苦痛になり、日々の疲労が積み重なり、翌日に持ちこすことも多くなってきます。

健康志向の強い方は、この年齢あたりからさまざまな健康法に挑戦されているように思えます。情報の多い現代社会では、年齢を考えての発信がないので、「糖質制限」と言えば猫も杓子も糖質制限になってしまいます。

30代後半でそれを行えば、かえってからだを傷《いた》めてしまいます。

この年代は、糖質をエネルギー源としてからだを動かしているので、1日3食主食を摂りましょう。基礎代謝量が多い30代は、からだがエネルギーを欲しているので、無理にやめようとするとからだを壊すもとになります。

どの年代にも言えることですが、主食として選ぶのは白米や白いパン、うどんよりも色のある雑穀米や発芽玄米などがオススメです。無駄な間食などは避けることが賢明です。

＊肉より青魚でいい油をとろう

また、たんぱく質も肉より魚をオススメします。

この年代はバリバリ仕事や家事をこなさなければならないので、電子機器に囲まれているほか、職場や家庭のストレスも多くなります。

肉食が多くなると、肉に含まれる飽和脂肪酸により、体内コレステロール量が多くなることが懸念《けねん》されます。そうすると、悪玉コレステロールが酸化され、動脈硬化などの生活習慣病の引き金になる可能性も高くなります。

そのため、肉は週に1～2回、楽しみ程度に食べるといいと思います。

魚は青魚といわれるアジ、イワシ、サバの類です。今はブランドがついた高額なものもありますが、普通に販売されているものでも栄養価はそう変わりません。

この魚の優れたところは、「油を見直そう」の項でもお話しした、ＤＨＡとＥＰＡという脂肪酸を含むことです。

この脂肪酸がからだによい点は、体内に入っても固まることなく血液内を流れ、脳などの脂肪酸を必要としている部位にスムーズに届きます。

青魚は低い水温の中で生息するために、その温度でも脂肪が固まらないようにできているため、常温でも固体にならない脂肪酸です。

ですから、魚の油を摂ると人間の血液の粘度が下がり、血液の流れがよくなります。

細胞膜は脂でできているので、脳内のＤＨＡ量が多くなると脳細胞の膜がやわらかくなり、脳内情報伝達能力が高まるともいわれています。

このＤＨＡやＥＰＡは、オメガ3という構造の非常に酸化されやすい脂肪酸ですので、焼いたりすると酸化してしまいます。

効率よく摂るためには、ぜひお刺身で食べていただきたいものです。

＊マグロで幸せになれる？

日本の疫学調査で、毎日魚を食べている人はそうでない人に比べて、うつ病になった人は明らかに少ないことがわかっています。

他にも、統合失調症の患者は健康な人に比べてオメガ3脂肪酸の濃度が低いという報告や、うつ病の患者にオメガ3脂肪酸を投与したら症状が軽減されたという報告もあります。

そこで、うつ病予防に食べるべきなのはマグロです。

マグロのトロにはＤＨＡとＥＰＡが豊富に含まれますし、赤身は幸せのホルモンといわれるセロトニンの材料をたくさん含みます。

セロトニンは歓喜や快楽を伝えるホルモンで、特に物事が順調に進んでいるときその力を発揮します。セロトニンの量が不足するとうつ状態になったり、切れやすくなったりと精神状態が不安定になります。

ですから、マグロを日常的に食べることで脳の幸せを感じる力が高まるのです。

仕事や家庭でもいろいろな責任が出てくる30代後半からは、特に魚を食べましょう。

40歳を迎えたらキャベツを食べよう

40歳になると、基礎代謝力は20代30代のころと比べて著《いちじる》しく低下してしまい、エネルギーをため込みやすくなり太りやすくなります。

肥満は万病のもとで、細胞膜を老化に導く活性酸素が体内に充満しやすくなります。細胞の外側を覆っている細胞膜が、活性酸素によって過酸化脂質に変化することにより細胞膜自体が破壊されると、活性酸素が細胞内に侵入し、核のあるDNAに直接襲いかかります。DNAは人間を正常なからだに構成するために、一つひとつつくり上げるための、いわば遺伝子の元になるものです。

このDNAが活性酸素によって狂わされて、突然変異の遺伝子をつくり出してしまいます。その変異した細胞ががん細胞なのです。

＊抗がん効果も期待できる万能野菜

ところで、デザイナーフーズをご存じでしょうか。

「デザイナーフーズ・プログラム」という計画から、膨大な量の疫学調査のデータを集め、がんの予防に効果のある食品および食品成分約40種類をピックアップしたものです。

デザイナーフーズ・プログラムは、１９９０年にアメリカ国立がん研究所を中心に、がん予防に有効な植物性食品をまとめた計画のことです。

30代でのがんは稀《まれ》ですが、40代になるとその発症率がグンと高まります。

ですから、食べ物にも気をつけなければなりません。

抗がん効果のある食材をデザイナーフーズが提唱していますが、その中でもオススメなのがキャベツです。あまり栄養価の高いイメージはありませんが、実はたいへん優秀です。

胃腸薬にある「キャベジン」は、キャベツから見つけられた成分ということはご存じの方も多いと思いますが、胃薬の効果だけではないのです。

キャベツには抗酸化ビタミンといわれるビタミンＣや、免疫力を高めるイソチオシアネートという成分を含みます。

これはアブラナ科の植物に含まれている辛み成分で、突然変異した細胞の増殖を抑え、がん抑制効果があります。発がん物質の解毒を促進することでも知られています。

前述したキャベジンは、ビタミンUというビタミン様物質で胃腸の粘膜組織をつくり、壊れた組織を修復する働きがあります。ビタミンU摂取後、2～3時間で粘膜が補強され、胃潰瘍や十二指腸潰瘍の発症を予防します。

肝臓の機能を高めて脂肪肝を防いだり、抗酸化作用もあります。がんや動脈硬化の予防をするほか、腸壁を修復するたんぱく質の合成を促進するとも言われています。

他にも、がん予防や免疫力を高めるとされるカロテンや、むくみに効果があるカリウム、血液づくりに大切な葉酸、健康な骨をカルシウムと一緒につくるビタミンKなど、健康に寄与する成分がたくさんあります。

＊食事の前のキャベツが胃を守る

キャベツがオススメなのは癖がないので食べやすく、通年販売されていて、それほど高額ではないところも魅力です。

また、大根に含まれていることで有名なデンプン消化酵素のジアスターゼも、実はキャベツのほうが多く、胃もたれや胃酸過多、胸やけにも効果があるのです。

100g23kcalと、エネルギーも低いので食べすぎても安心です。

太りやすくなる40代になったら、キャベツを頻繁に食卓にのせましょう。

そして、まずごはんを食べる前にキャベツの千切りを4~5口食べます。

イソチオシアネートはキャベツの細胞の中にありますから、しっかり噛んで唾液と混ぜて摂るとより有効です。食物繊維もあるので、先に腸に入ると次に入ってくるたんぱく質や糖分の分解を緩やかにし、余分な吸収を防ぎます。

ただし、ビタミンUは加熱に弱いのでこのときのキャベツは生で食べてください。とんかつに生の千切りキャベツが添えてあるのは、とんかつによる胃もたれを防ぐという理由からです。

40代になると消化酵素の分泌も減るので、消化促進効果や粘膜を整える作用のある食材を上手に取り入れてください。

50代は更年期を乗り切るための食べ方

ほとんどの女性に症状の出る更年期障害を乗り切るにも、食べ物がかかわります。

女性の更年期は卵巣の機能低下が主な原因とされています。卵巣を元気にするには、血行をよくすることが最優先です。

血流が滞《とどこお》りがちで冷え性という人は、卵巣の働きが弱くなっている可能性があります。

卵巣が弱れば、女性ホルモンもスムーズに分泌されません。逆に、血液の循環が良ければ、卵巣に十分な栄養が行き届くので、女性ホルモンも規則的に分泌されます。

更年期になる時期を遅らせることができるし、症状も軽くなるのです。

現在、更年期真っ最中という人はもちろん、これから更年期を迎える人も、まだまだ先という人も、まずは血液の循環をより意識するようにしましょう。

いい血液をつくるにも食事が大事で、鉄分、葉酸、ビタミンB6、B12、たんぱく質を含む食材を意識して食べましょう。

血液はもちろん、肌や脳、内臓といった人間のからだをつくっている主な栄養素がたんぱく質です。

私たちのからだは水分を除くほとんどがたんぱく質でできているので、不足すれば疲れやすくなるだけでなく、血行も悪くなり、容姿も老けた印象になってしまいます。

たんぱく質が十分に足りていれば、血液の質が良くなり、冷え性も改善されます。

免疫力も高めることがわかっていて、高齢の女性に適正たんぱく質量の半分の食事を摂ってもらったところ、適正量を摂った人に比べて免疫細胞の活性が半分になったという報告もあります。

ちょっと油断してたんぱく質の摂取量が減ると、からだを弱らせてしまうばかりか、身のまわりの外敵からの攻撃を許してしまうことにもなります。

＊理想の血液をつくる「ヘム鉄」「非ヘム鉄」

いい血液と言えば鉄ですが、その取り方によっても吸収が変わります。

鉄には、次の２つがあげられます。

① ヘム鉄
肉や魚介類に含まれており、ビタミンCと一緒に摂ると効果的です。

そのため、牛肉とピーマンの炒め物やレバニラ炒め、赤身のステーキにレモン汁などは、非常に理にかなったメニューなのです。

② 非ヘム鉄
野菜などの植物性の食材に含まれており、動物性食品と一緒に摂ると効果的です。

菜の花とあさりのおひたしやほうれん草のオムレツなどが定番なのも、おいしさと栄養を考えたメニューなのです。

若返りレシピ③

鉄分を効率よく摂ろう!

シジミのにんにく炒め

◉材料(2人前)

シジミ　300g
(殻つき・大粒のもの)
にんにくの芽　3本
にんにく　1/2片
小ねぎ　2〜3本
鷹の爪　1本
醤油　小さじ2
レモン　1/4個
ごま油　小さじ1

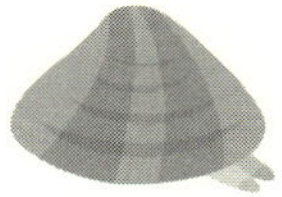

◉手順

①シジミを真水に入れて砂出しをする
にんにくの芽は4cmの長さに切り、熱湯でさっと茹でる
③フライパンにごま油を入れて、みじん切りにしたにんにく、種をとった鷹の爪を入れて弱火にかける
④にんにくの香りがたったら、シジミとにんにくの芽を入れる
⑤シジミの口が開いたら、醤油を入れてさっと混ぜる
⑥器に盛りつけ、刻んだ小ねぎを振り、レモンを絞る

どちらも血液をつくるという効果は変わりませんが、ヘム鉄のほうがからだへの吸収が良いため効率的です。

男女問わずホルモンにかかわる一番の食材は、牡蠣です。

旬がある素材ですが、気になる年代には是非積極的に摂るようにしてください。

また、性ホルモンは睡眠中に分泌されますので、最低6時間は確保しましょう。

浅い睡眠ですと分泌されにくいので、昼間に軽い運動などをして熟睡できるように心がけることも大切です。

落ち込みがちにならないように積極的に行動して時間を楽しむことが、一番の処方になります。

＊男性も知っておきたい更年期対策

最近は女性のみならず、男性更年期による不定愁訴《しゅうそ》をよく聞きます。

男性更年期障害は、男性ホルモンの「テストステロン」が減少することで起こります。

テストステロン値を上げる要因のひとつに、肥満を解消することがあります。

そのためには、腹八分目を心がける、夜食や間食は控えめにする、しっかりよく噛んでゆっくり食べる、ながら食いをしないなど、食べ方を改善することが大切になります。

また、テストステロン値を高めるためにはたんぱく質が不可欠ですが、肉類は脂質が多いので、とり過ぎは生活習慣病につながります。肉類は、脂身の少ないもも肉やヒレ肉にしたり、魚や大豆製品でたんぱく質をとったりするなどしましょう。

そのたんぱく質の消化や吸収を助けるネバネバ食材である納豆、山芋、オクラ、モロヘイヤなども効果的です。

ねぎや玉ねぎ、にら、にんにくもテストステロンを増やすということがわかっています。

他にもバナナや牛乳、海苔や豆腐などもよいとされています。バナナや牛乳はコンビニなどで買えるので、残業などでお腹が空いたときに食べるとよいでしょう。

お酒も1日200kcalまでに抑えて、飲むものもウイスキーや焼酎《しょうちゅう》などの蒸留酒にしましょう。寝ている間にテストステロンはつくられますから、あまり深酒は厳禁です。

男性更年期障害はまだなじみがなく、症状の出る方もそう多くはないと聞きますが、気をつけていきたいものです。

65歳までに健康なからだをつくる

65歳健康寿命という言葉をご存じですか？

これは65歳の人が、介護を必要とせず、健康で日常生活を支障なく送ることができる平均寿命の事です。

似た言葉で、『65歳平均余命』があります。

これは、65歳に達した人のこれからの生存年数の平均年数のことです。

超高齢社会を迎えたいま、平均余命の延伸《えんしん》だけではなく、健康寿命を延ばすことが重要と言われています。

日本の健康寿命は男性71歳、女性75歳と世界一位です。

しかし、平均寿命男性80歳、女性86歳で、寝たきりの期間が男性9年、女性11年間もあるということもわかっています。

*コレステロールは悪者ではない

60歳になるまでのことはいろいろと書きましたので、60代からの必要な食事の考え方についてお伝えしたいと思います。

60代になったら特に必要となる栄養素は、たいへん意外かもしれませんが、「コレステロール」なのです。

健康診断でコレステロールが高いと食事指導を受けるよう注意されますが、60歳を過ぎたらコレステロールは少々高めのほうが健康体だということを覚えておいてください。

コレステロールは脂なので、細胞膜や性ホルモンの原材料になる成分だからです。

若返り要素で一番大事なのは細胞膜の丈夫さとみずみずしさであり、50歳の項でも書いた女性らしく男性らしくあるための性ホルモンです。

この大事な二つの若返り物質の原料となるものが、コレステロールなのです。

よいコレステロールを摂るには、良質な赤身肉を食べてください。

また、赤身肉は血液中のたんぱく質量の指標となる血清アルブミンの量に大きく関わっており、摂取量が多いとアルブミン値は高くなります。

総じて言えることは、血清アルブミン値の高いシニアは元気だということです。

ただし、そのときは必ず食物繊維を豊富に含む野菜類をたっぷり食べてください。

動物性脂肪や消化の悪い肉のたんぱく質は悪玉菌の大好物なので、食べ過ぎれば腸内環境が乱れる原因になります。腸内環境が乱れるとスッキリとした排泄が行われず、免疫力まで低下させてしまいます。

＊活動低下を防ぐライフスタイル

体重ですら、ややぽっちゃりのＢＭＩ23くらいの数値が健康寿命の一番高い数値と言われているのです。

60歳を過ぎたら健康管理をしながら、次の自由時間が増えるライフスタイルの準備もしましょう。適度な運動ももちろん大事ですが、気をつけなければいけないことは認知症やロコモティブシンドローム（運動器の障害によって移動機能が低下した状態）の発生を防ぐことです。

筋肉量の減少や、骨密度の低下なども意識してください。

そんな対処法もこの本に書いてあります。

65歳を過ぎればステージが変わります。

次のステージでは70代になりますから、食事の内容もまったく変わると私は思っています。

70代80代で免疫力があがる食生活

食べたいものを自分のお腹具合と相談して食べられるのが、70代80代の食事です。食べられる分だけ気持ちよく食べるというのはこの年齢だからできる食行動で、欲の塊の50代のひよっこにはできないことです。

*たんぱく質で筋肉を守る

この年代に必要な栄養素は、たんぱく質とビタミンB6、B12、鉄分です。
たんぱく質には、人の血や肉となるからだをつくる役割があります。
たんぱく質はからだの中でアミノ酸に分解されます。
アミノ酸は、髪、爪、内臓、筋肉などの主成分でもあり、ホルモンや酵素などをつくるのにも欠かせない成分です。からだの中でつくることができない必須アミノ酸もあるため、食べ物からたんぱく質を補給する必要があります。

たんぱく質を多く含む食品に含まれるビタミンB6やB12、鉄分も不足しがちですが、これらが足りないと貧血やうつ病を発生しやすくなります。貧血による転倒、うつ病の症状による活動の低下、動かなくなることによって筋肉の減少などが起こります。

この年代にとっては、筋肉の減少がもっとも健康を損なうことにつながるのです。

これらのことを防ぐために必要なたんぱく質を多く含んだ食材が、赤身肉やマグロ、カツオです。幸いにも味がしっかりしている食材なので、「食べた」という充実感をもたらすとも言われています。

実際に「65歳までに健康なからだをつくる」の項でもお話しした血清アルブミン値の高い方は、みなさん週2回ほど赤身のステーキを召し上がっていました。

他の日にはマグロやカツオ、イワシなどの青魚、納豆や豆腐などとたんぱく質を欠かさない食事を摂っておられました。

この年代はとにかくたんぱく質が重要なのです。

＊医師や栄養士の指導よりも大切なこと

食事は大きな楽しみのひとつですから何を食べてもよいですが、できれば孤食ではなく、大好きな人たちと食べることがベストです。

とにかく多少まずくても楽しく食べましょう。

免疫学の第一人者として有名な先生が、わざと嫌いな人と一緒に食事をしたら免疫力がどんどん下がり、これ以上一緒にいると自身が大変になると思い、中座したとおっしゃっていました。それほど気分が大事だということです。

「どんなものを食べているか言ってみたまえ。君がどんな人間であるかを言い当てよう」

これはフランスの美食家、ブリア＝サヴァランが言っている有名な言葉です。

そのくらい、食べたものが人をつくるのです。

90歳を超えても元気でいられるのは素晴らしいことです。

人は誰もが１００歳の寿命があるといわれています。

70歳を超え、自立した生活ができるのであれば、医師や栄養士の指導などに無理に対応する必要はないと私は考えています。

検査数値など気にせず、気持ちよく生活することが一番大事です。

この年代からは自分がいいのが一番です。とにかく楽しく毎日を過ごしてください。

血管を守ることがエイジング対策の基本

年代ごとの食事についてお話ししてきましたが、物も人も経年劣化があります。

私たちのからだを縦横無尽《じゅうおうむじん》に走る血管も、ゴムホースのようにどんどん硬くなって、柔軟性をなくしていきます。

血管が硬くなれば、動脈硬化も進んで、さまざまな病気や老化のリスクが高まります。動脈硬化になると、からだの隅々まで必要な酸素や栄養が細胞に届きにくくなります。

血管は、加齢とともに硬くなる傾向がありますが、そのスピードには個人差が大きく、同じ年齢でも血管年齢は違ってきます。

ゴムホースは一度硬くなると柔らかくはなりませんが、人間の血管は食べ物や生活習慣で柔らかくすることができます。

血管は心臓や腎臓などと同じ臓器とみなされていますから、血管病もあるのです。

血管病の主な原因である高血圧や糖尿病は自覚症状がないため、「サイレントキラー」と呼ばれています。

脳卒中や心筋梗塞ですらも、臓器そのものではなく、血管の老化が原因とされています。

ですから、強い血管をつくることが大きな対策になります。

*血管を強くする食事

血管を強くする決め手は、血管壁の最も内側にある内皮細胞で、血液と常に接していて血管を守り、強くするように働いています。この内皮細胞は血管壁を守るだけでなく、血管を健康に保つために一酸化窒素をつくり、血管の負担を減らします。

ですから、内皮細胞を元気にする食事が重要です。

その食事は、

① 塩分を減らす

② 魚や大豆製品を摂る
③ 野菜をたくさん食べる
この3つを心がけた食事です。


なぜこの3つを心がけた食事が内皮細胞を元気にするのか、簡単にご説明いたします。

まず、塩分は摂りすぎると、内皮細胞をはじめとする血管の組織を傷つけます。

次に、魚や大豆製品はいい油とタンパク質の両方を含むので血流を良くし、内皮細胞の材料になります。

最後に、「ファイトケミカルで細胞を若返らせる」の項でもお話ししたように、野菜はファイトケミカルという抗酸化物質を多く含みます。

活性酸素の働きを弱める作用があり、血管内の悪玉コレステロールの酸化を抑え、血管の老化を予防します。また、食物繊維を含むので、腸内の余分な糖質や脂質の吸収を抑制し、血糖値の急速な上昇を防ぎ、血管の負担を軽減します。

他にも、りんごを常食する地域は長寿が多いと言えます。

りんごはカリウムが多い果物の代表で、体内の過剰な塩分を排出し、血管の損傷を防ぎます。赤い皮にはリンゴポリフェノールという強い抗酸化成分があり、血管壁にコレステロールがたまるのを防ぎます。

また、食物繊維の一種であるペクチンも豊富に含むので、腸内の余計な塩分や糖分の吸収を抑制します。

酢のものも血管を守る強いみかたです。酢の主な有効成分は、酢酸《さくさん》とクエン酸です。

酢酸には脂質や糖質の代謝を促す作用があり、粘性の高い血液を改善し血圧を下げるように働き、血管の負担を軽減します。

クエン酸は体内に入った有害物質を排出し、体内の酸化ストレスを減らし、血管の老化を防ぎます。

＊血管の最大の敵「塩分」

日本型食生活は世界で絶賛されていますが、唯一の弱点は塩分が多いことです。

塩分の過剰摂取が血管を傷つけるのでだしを強くきかせたり、酢や香辛料《こうしんりょう》、柑橘類などをうまく使い減塩を意識しましょう。

また、カリウムやカルシウムなど、摂ってしまった塩分を排出するミネラルを含む食材を食べることで血管の負担を減らしましょう。

ところで、日本人は無類のラーメン好きといわれています。

先日終わったリオデジャネイロオリンピックのメダリストたちが、「日本に帰ったら何を食べたいですか?」という質問に、ほとんどの方が「ラーメン」と答えていたことに驚きました。

ラーメンが悪いとは言いませんし、好物をおいしく食べることは至福のときだと思います。しかしながら、ラーメンをスープまで飲み干すと1杯で一日の塩分摂取量を超えるものも多いので、気をつける必要があります。

好物を将来までずっと楽しめるからだでいられるためには、食べ方や食べるタイミングが大事です。

摂り過ぎがよくないと知りながら好きなものを食べ続けて、将来血管病になり倒れる可能性の高い人生を歩みますか？

それとも、好物は嗜好品と考えて10日に一度くらいの頻度に変え、長く楽しめるようにしますか？

どちらを選ぶかは、あなた次第です。

長く元気に楽しみを続けて生きるのは、ちょっとした対策でできるのです。

ストレスと上手につき合う

ストレスという言葉をよく聞くと思いますが、その意味はなんらかの刺激によっておこる「心やからだの状態」のことを言います。

ストレスというと、嫌なことや嫌な状態など負のイメージが強いのですが、実はそうではありません。

好きな人と一緒にいるときのわくわくした気持ちも、長期休暇後の仕事初日の嫌な気持ちも、結婚も離婚も、かわいい部下との営業まわりも嫌な上司との仕事も、楽しいことも好きでないことも全てがストレスなのです。

ストレスのない状態とは、変化や刺激がない状態のことです。

ストレスはないにしたことはないと思いがちですが、なさすぎても少なすぎても、体調不良を引き起こしてしまいます。

大切なのは、ストレス（刺激）とリラックス（刺激のない状態）のバランスが取れているということ。

とはいえ、現代人はストレスが多すぎる傾向があり、心とからだの不調の大きな原因となっています。ストレスが蓄積していることに気づけない人も多いようです。

少しでも原因を取り除く。受けてしまったら発散、解消する。

そんな工夫を日々の生活の中で取り入れることが、非常に大切になってきます。

よくストレスで食べすぎて太ったとか、ストレスで物を食べられないなどストレスと食事量は大きく関わるようです。

大きな心配事があったり、ショックを受けるとものが喉を通らなくなる、といわれるように心のあり方で食事自体が変わります。

＊食事がストレスを遠ざける

食材にはそれぞれ栄養素が含まれます。

その栄養素には、
① 神経の興奮を抑えるもの（ビタミンB1やマグネシウム、カリウム）
② 神経伝達物質のセロトニンをつくる材料となるもの（トリプトファン）
の2つがあります。


これらを含む食材を摂ることで、リラックス効果が期待できます。

また、食事をするということ自体がストレスの解消につながります。

これは、交感神経と副交感神経の作用によるもので、交感神経が優位になると緊張状態をつくり出し、副交感神経が優位になればリラックスする状態になります。

これらふたつの神経から成り立っているのが「自律神経」といわれるもので、脳から出る生命活動の細かい指令を全身に伝えています。交感神経と副交感神経は、からだの同じ器官に対して正反対のはたらきをすることで、からだの機能を調節しています。

自律神経が乱れれば、自律神経失調症を引き起こす原因となり、からだのさまざまな器官に不調が現れます。

脳内では神経細胞(ニューロン)が行き来して、指令を決定します。その受け渡しをするのが「神経伝達物質」で、ドーパミンやノルアドレナリン、セロトニン、ギャバなどがこれにあたります。ドーパミンやノルアドレナリンなどの興奮物質を制御するのがセロトニンで、ギャバは鎮静作用を受け持つ伝達物質です。

副交感神経を活性化するには、これらを含む食べ物を積極的に摂るようにしましょう。

セロトニンは体内で生成され、その原料となるのが「トリプトファン」です。豆乳、バナナ、赤身肉、赤身魚、そば・発酵食品などに多く含まれます。

一方ギャバを多く含む食品は玄米や大麦、かぼちゃ、豆腐、発酵食品全般(味噌、醤油、チーズ、ヨーグルト、漬けものなど)があります。

発酵食品はセロトニンもギャバも含む、優秀なものです。

腸内環境を整え、免疫力も高める発酵食品は日本型食生活では多用されているので、日本食は脳にもからだにもいいと言えるのです。

生鮮食品から摂取できる栄養素には多くのリラクゼーション効果が望め、ビタミンやミネラル、たんぱく質が欠乏することでも自律神経はダメージを受けます。

若返りチェックシート⑥

ちゃんと食べてる？
美人栄養素
「トリプトファン」「ギャバ」

◉不眠解消

トリプトファン

□ バナナ　□ 赤身肉　□ 豆乳　□ そば
□ マグロ　□ カシューナッツ

◉抗ストレス効果

ギャバ

□ 漬けもの　□ かぼちゃ　□ 豆腐　□ 玄米
□ ぶどう　□ 小魚

自律神経が乱れると、からだのさまざまなところに不調が現れます。

便秘も精神衛生に大きく影響することがわかっており、食物繊維を多く含む食品の摂取で副交感神経が活性化されるということも証明されています。

これら以外にも苦味、酸味、辛味の強いものの摂取により、消化器官の排出運動が盛んになることで、副交感神経が優位な状態になることも覚えておくとよいでしょう。

＊笑顔で過ごせる生活を選ぼう

でも、食べ物だけで不快なストレスから逃れることはできません。

ネガティブ思考でくよくよ悩んでも仕方ないのです。

悩んで解決ができ、よい方向に行くのであればどんどん悩めばよいのですが、ネガティブですとなかなかいい結果は出せません。

「何でも完璧でないと気が済まない」という方ほど小さなミスにも挫折しやすく、周囲との不調和を起こしがちです。

「80%で合格点」「完璧な仕事より、最善の仕事で良い」と考えることで、周囲の方々ともかえって円滑になり、ストレスが軽減することもあるでしょう。

一つの例ですが、チェーンスモーカーの男性たちにからだに悪いからと喫煙をやめさせました。すると、3割の方がストレス性の胃がんになったということでした。「禁煙」という我慢が、非常に強いストレスを与えた結果ということです。

禁煙ではなく、頻度を減らすことから始めればよかったということでしょう。

考えてもどうにもならないことは考えず、今やらなければならないことの優先順位をしっかり決めましょう。それらを淡々とこなすことで結果や成果が出て自信につながり、ポジティブ思考になっていきます。

どうせ人生を送るのなら、楽しく明るく生きたいものです。

笑顔は万病の素である活性酸素を除去するNK（ナチュラルキラー）細胞を活性化します。どんどん笑って活性酸素をやっつけることで老化を防ぎ、いきいきとした生活が送れるのです。

おわりに
元気に楽しい食生活を

最後までお読みいただき、ありがとうございます。

いろいろな視点で、食べ物から得られる若返りを書き連ねてみました。

酸化はからだのサビで糖化はからだのコゲ、食べ物の組み合わせや調理法でからだが受けるダメージをどれだけ減らせるかなど、おわかりいただけたかと思います。


この世の中に生を受けたものは、いつか必ず亡くなります。

その生きている間にどれだけ楽しく健康に暮らせるかで、幸せ度は変わってきます。

世の中がどんどん便利になり、食べ物で溢れかえっている現在。

しかし、正しい知識がないと知らないうちに、「からだにとってはよくないがイメージでは健康そうなもの」が売れていたりします。

健康をうたっている清涼飲料水や健康バーなどの摂り過ぎで、生活習慣病を引き起こしたりもしているのです。

栄養学はまだまだ未開の学問でわからないことだらけです。

でも、よいと言い続けられている不変のものもあります。

それは、青魚と精製度の低い炭水化物と豆、海藻、野菜、きのこ類です。

これらは長い間日本人が日常的に食べてきたもので、日本人が長寿である理由のひとつとされています。

世界が認めた日本型の食事を、日本人が一番お粗末にしている気がします。

四方を海に囲まれ湿度の高い日本は、鮮度のいい魚やきのこや発酵食品などが豊富にあり、その摂取頻度の高さが健康長寿を生み出すよい食生活になったのです。

春にはたけのこなどの山菜、夏にはナスやトマト、スイカなど、秋にはきのこやサンマ、冬にはブリや牡蠣や根菜と、さまざまな日本の恵みがあります。

その豊かな恵みに感謝して、それをバージョンアップしながら脈々とつなげてきた先人たちにも感謝して、日々の食事を楽しんで正しく摂ることでいつまでも若々しく、キラキラした素敵な人でいられると信じています。

皆さまの若返りに少しでもこの本が役に立てればよいと心から思っております。

最後に今回このような執筆の機会をいただけましたきずな出版の菅野みずほさんと、このような機会をいただけるまで育ててくださった、この本を執筆中にご逝去《せいきょ》されました恩師、鎌倉女子大学名誉教授の故・成瀬宇平先生に感謝申し上げます。

堀知佐子

●著者プロフィール

堀 知佐子（ほり・ちさこ）

「ル・リール」オーナー兼シェフ。管理栄養士、調理師、抗加齢医学会正会員、食生活アドバイザー、株式会社菊の井常務。

群馬県桐生市出身。京都調理師専門学校にて教鞭をとった後、株式会社菊の井の中食事業部設立。その後有限会社コウズホーリーを設立し、食品会社や飲食店、地方自治体の地方活性化を目指したメニューアドバイスや食生活全般における指導などを行う。2008年白金高輪にアンチエイジングをテーマにしたレストラン「リール」を開業、2015年千駄ヶ谷にて「ル・リール」としてリニューアルオープン。調理力のある管理栄養士育成機関、調理指導師協会を発足し、後進の育成も図っている。大手食品メーカーや飲食店など顧問多数。

著書に『和食の常識Q&A百科』（丸善出版）『毎日おいしいアンチエイジングクッキング』（講談社）などがある。

今日から変わる！
若返り食生活
――美人栄養素で「理想の私」を手に入れる！

2017年2月1日　初版第1刷発行
2017年3月1日　再版第2刷発行

著　者　堀　知佐子
発行者　櫻井秀勲
発行所　きずな出版
東京都新宿区白銀町1-13　〒162-0816
電話　03-3260-0391
振替　00160-2-633551
http://www.kizuna-pub.jp/

ブックデザイン　福田和雄（FUKUDA DESIGN）
印刷・製本　モリモト印刷
 ISBN978-4-907072-88-9

きずな出版

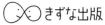